U0295744

大公若私 大才无用 大成若缺 大道无形

献给
青年书法家——浦奕安君

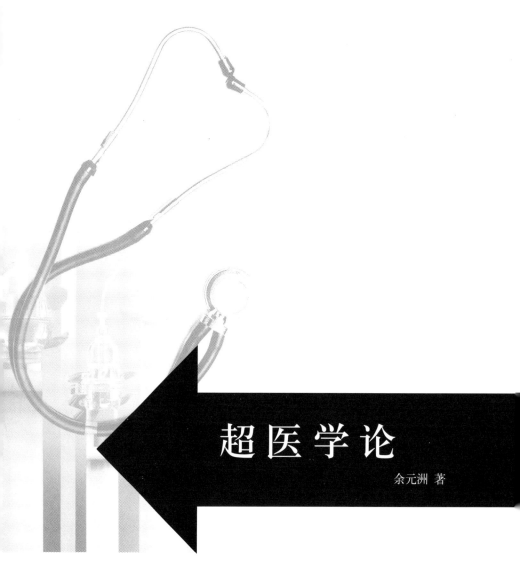

超医学论

余元洲 著

上海三联书店

很早以前，我曾看到一句西方名言，原文可能来自于法语，因为出处是一本法文小说，但我看到的是英文译本，说的是：

"Money is a good servant, but a bad master."

上面这句话，译成汉语就是：

"金钱是好仆人，但却是坏主人。"

这句话，逻辑上还有后半句没讲，我将其填补起来，就是"Morality is a good master, but a bad servant." 译成汉语，意思就是：

"道德，是一个好主人，但却是坏仆人。"

后来，我在江汉大学"校级公选课"上讲授《大同主义讲座》时，曾根据上述句型造句，借题发挥，讲了这样一番话：

"Capitalism is a good servant, but a bad master." 这话，译成汉语是：

"资本主义是个好仆人，但却是坏主人。"社会主义呢？

再后来，有一次，我在报上看到一篇文章，讨论自然科学与人文社会科学孰主孰从的问题。作者认为，现在是自然科学和工程技术科学为主导的时代，将来，总有一天会是人文社会科学为主，自然科学则在其主导下发挥作用。余深以为然。于是，又用上述句型造句：

"Natural science is a good servant, but a bad master; while humanities and social sciences are good masters, but bad servants", 译成汉语是：

"自然科学是个好仆人，但却是坏主人；人文社会科学是好主人，但却是坏仆人。"

今天，考虑到中医思维的系统性、整体性、宏观性、有机性、联系性和层次性，以及西医思维的实证性、微观性、工具性、机械性、分割性或孤立性，我认为：总体上讲，中医是好主人，但却是坏仆人，而西医是好仆人，但却是坏主人。译成英语就是：

Western Medicine is a good servant, but a bad master; while PCM (or Pure Chinese Medicine, PCM for short) is a good master, but a bad servant..

目　录

超医学与医改问题
（代序）

一、引言

超医学与医改扯上关系，其原因很简单：

超医学属于选择医学，讲的是一病当前到哪、找谁给看病去。但这只是纯医学问题，尚未与付款、买单之类经济问题发生联系。一旦与其发生联系，则"到哪、找谁给看病去？"的答案，就可能会发生扭曲。

比如，一个党和国家公务人员，享受医疗全免费的待遇，如果他（她）因到某畜禽农场视察时不巧感染了禽流感病毒，住进一流医院的特护病房由西医抢救。我若叫其改服中药，煎汤送服自制丸剂，估计院方和家属都不愿意。如果抢救不及时的话，误就误在医疗条件太优越上。

相反地，如果一个贫困山区的农民，虽然近年参加了新农合，但当其得知巨额手术费需要由其自付一部分，而其又明知无力负担时，就可能会选择放弃手术，而改由中医来进行调理。假如其所患的是早期乳腺癌、宫颈癌、结肠或直肠癌之类易治癌的话，那么，这就等于放弃了很有把握彻底治愈的大好机会而选择了生死未卜和不确定性，或者说，等于是出于经济考虑而放弃了生路，选择了半生半死、甚至死路。

再比如说，病人到了某医院里，预诊科的医务人员根据其所学专业知识，本应判定其到别处接受诊治，但是由于利益关系，就可能会向病人及家属隐瞒实情,而将其劝留在本院治疗。此种缺德之事甚多,最常见的是,对只能由中医药调理而已不适合于手术和放化疗的晚期癌症患者做出指示或安排:(一)去外科做手术;(二)放射科放疗;(三)肿瘤科化疗⋯⋯等等。

有鉴于此,为使超医学发挥其所应有的预诊和选医功能,有必要对医改问题加以研究,以尽量排除经济因素对预诊和医种选择的干扰或扭曲。

二、现知医疗模式的利与弊

世界上到底有多少种医疗体制和医疗模式?——我不是很清楚。但这么些年来,我常在心里思考其利弊得失并试图从中吸取教益的,有以下几种:

第一种,是苏俄的免费医疗制。

第二种,是美国的保险医疗制。

第三种,是欧洲的福利医疗制。

第四种,是中国前时期的干企农三分制。

第五种,是中国新时期的公事企居农五分制。

第一种医疗体制,撇开意识形态因素不谈,其制度设计的人性论根据是:没有谁愿意生病,并借故跑到医院去小病大养。也因此之故,免费医疗的对象,是属人与属地相结合而以属地原则为主。凡在前苏联各加盟共和国境内或现今俄罗斯联邦境内生活、居留的本国人及外国人,一旦生病,一般来说,多能享受免费医疗服务的待遇。虽然其中有许多的具体细节为我们所不了解,但既然多数情况下没有谁愿意生病住院,则一旦生病就能得到免费医疗是该制度下通行的一般原理和原则。我本人读过的前苏联俄文资料以及武汉人回国后所写其在莫斯科生病所受待遇的文章,从不同的侧面证实了该国确有其事。

这种模式的特点,是计划经济时代的产物。虽然苏联解体后俄罗斯实行了经济市场化改革,但医疗体系的"国家买单制"则几乎是原封不动地保留了下来。

此种体制的优点，是人人得以享受基本的免费医疗服务，而缺点是：人人都来吃"大锅饭"，万一出现"米不够"的情况，又该怎么办？虽然我们对其各级财政医疗拨款的具体数额及有无差额不得而知，但此风险至少在理论上是存在的。我国如果想引进其中部分机制的话，就不得不正视这一问题。考虑到国人历来都有耍小聪明和占小便宜的道德微瑕，这个问题就更需要认真面对和加以防范。

第二种医疗体制，是典型的市场经济商业模式。

其资金流的循环是这样的：

1）个人或家庭向保险公司缴费，国家予以适当补贴；

2）保险公司向医疗机构付费；

3）医疗机构从药品生产企业购买药品，从而支撑起庞大的制药产业。

此种医疗体制的优点，是没有大锅饭，主要靠缴钱：自助者天助，自缴者官补。

但是，这种设计甚好的医疗体制，也有其内在和不可克服的缺点，那就是："三匹狼"（即保险公司、医疗机构和制药企业）争抢民众和国家口袋里的钱财，造成资金开销量特别巨大，大到不亚于甚或高于前述苏俄免费医疗制的程度。

其结果就是：一方面，仍然有国民没有能享受到医疗保障（所谓"奥马巴医改"，就是要解决这一问题）；另一方面，则是普遍和严重的过度医疗，既浪费人力、物力、资金、资源，又有损于广大民众的健康。当然，与中国相比，美国的情况还算好的。我国目前某些群体的过度医疗，比美国更严重。

造成这种情况的原因，余以为，主要是因为：虽然一般情况下（除为数很少的极端之例外）病人没有赖在医院不走而多检查、多吃药、多开刀、多输液……的利益动机，但医院方面却有此动机，并且非常、非常地强烈和露骨！——恨不得榨干病患者一方的每一分钱！于是，就造成了收费制医保比免费制费钱的局面。

因此，对于美国此制之弊，我有一个不是很确切的比喻，就像是：三匹野狼，在"争食民肉，抢喝国血"！

第三种，是兼具上述两种体制的混血儿。其特点是：一方面，整个北欧和部分西欧受社会民主主义长期浸润，而东欧和东南欧则受前苏联体制影响甚深；另一方面，能较好地兼容市场经济运行法则。

其不同于美国的地方在于，社会保障的完备程度和普惠程度高，从摇篮到坟墓，极为周到；其不同于苏俄体制的地方，在于高度依赖税收，而不是前苏联那样依赖国有企业，或像今日俄罗斯那样依赖国有天然资源出口的收入支撑。也因此之故，多少年来，此种体制始终都有难以为继之虞。这在当今欧元危机和欧债危机的大背景下，就更加突出了。

第四种，即改革开放前我国的医疗保障制度，是公社以上的干部、吃商品粮的城镇人口和农村社员合作医疗三分制。

这种体制最成功的部分，是农村社员合作医疗，其次是国家干部的公费医疗，最差的是城镇国营和集体企业职工。

农村合作医疗之所以成功，在于社员既是社区居民，同时又是生产队的生产人员（家庭成员跟着享受），因而具有区域保障和企业保障的双重优势。一方面，生产队里有粮食或卖余粮所得现金可以上缴大队医疗室；另一方面，大队医疗室又能对全社区的居民提供统一的免费医疗。

这种医疗体系一共四级：大队医疗室，是最主要的基础和基本支柱；其次，为公社卫生院；生产队卫生室，为大队医疗室下伸到最底层的腿脚；县人民医院，则在为县和公社两级干部及县城职工提供医疗服务的同时，兼为公社卫生院转院而来的农村社员提供最高和最后一级的医疗服务。

现以我家所在的河南省信阳县游河公社李畈大队裤子塘生产队为例，来加以说明。

1) 生产队卫生室，是完全免费的，费用由生产队承担，人员计工分。

2）大队医疗室，也称卫生所，只收 5 分钱挂号费，其他一切都是免费的，费用由各生产队缴，人员由大队给计工分，然后再划到各生产队参加分配。

3）到公社卫生院看病，需要大队医疗室同意并在上街看病的申请单上签字、盖章。社员到了卫生院后，也是 5 分钱挂号费，其他全免费。其费用来源，由各大队缴，公社或县级卫生局可能也有部分补贴。住院的话，吃饭及陪护费自理，床位收费，但很便宜。

4）转院到县里治疗的话，更是必须由公社卫生院同意并开具转院单，因为县医院对公社社员是收费制，然后再回到公社卫生院报销医药费。也就是说，公社卫生院承担了现在新农合的部分职能，但转院到县情况很少。

干部公费医疗之所以也比较成功，是因为当时的纪律严明，一般都不敢用自己的公费医疗簿为家属开药，一般情况下也没有谁愿意小病大养。

城镇居民，基本上都是国营或集体企业的职工。这一块之所以问题最多，是因为：医院对他们实行的是收费制，然后再到企业去报销，而这恰是弄虚作假的主要环节。

讲到这里，我想顺便谈一点个人看法。笔者认为，医院收费，再去报销，——这是世界上最坏的一种医疗保障制度。在这种制度下，尤其是下面还会要谈到的医保报销和新农合报销制，为利益所驱使，医院想多收钱，病人想多拿药，报销者吃亏了，再去剪羊毛。——因为，"羊毛出在羊身上"嘛。其结果是，三败俱伤！

第五种，即目前的五分制，需要我们认真研究。因为，本文所说的"新医改"，就是针对此现状而言的。

这里所说的"五分制"，就是：

1）国家公务员，延用此前的免费医疗制；

2）国有事业单位，一分为二：达到某种级别或从国家公务员下到事业单位任职的，准用公务员免费医疗制，其他人则是单位与个人各缴一部分；

3）城镇居民已不再单一，而是一分为二：纯居民挪到下面一类，而企业职工，则个人与企业各缴一部分，办法相当于上面第二类之后一部分人；

4）城镇居民中的纯居民，为个人缴费与国家补助相结合；

5）农民，则实行所谓的"新农合"。

显然，五分制中，第一部分人所享受的，相当于苏俄体制下全民甚至外国人在俄逗留和居住期间普遍享有的那种待遇；第二部分人中的前半部分，亦同。所有这些人，都是属于保障水平较高的既得利益者。

五分制中的第二部分之后半部分，以及第三部分，其保障水平低于上述水平，而高于下面其他几类。原因在于，他们都有单位代其缴纳一部分医疗保险金。

五分制中的第四和第五两部分人群，保障水平最低。因为，其医疗保险金主要靠自己缴，没有企事业单位代缴的部分。正因为如此，才有国家财政一定的补贴。此种补贴的作用有二：一是借此吸引城乡居民积极参保，二是弥补单纯个人或家庭缴费之不足，从而使保障水平有所提升，但仍不高。

经过这样稍稍归类，即可发现：

所谓"五分制"，不知不觉地就变成了三类制：

第一类是全免费的；

第二类是有单位的；

第三类是自加补的。

这其中，第一类的"免费"，不仅表现在国家买单，更重要的是非报销制。全免费的医疗保障非常之好，好就好在能不用时尽量不用，尽可能省给别人去用。

第二类和第三类，缴费制不一样，报销制却是小异而大同。在医疗保障上，最令人头痛的，就是报销制。一切弊端，皆由此而生，包括多开药、开好药，特别是开些用不着的药。所以，我常想，一旦废除了医疗报销制，新旧医疗保障制的弊端，大半就消除了。

在我国现行的"五分制"框架中，除了报销制百弊丛生外，也不可忽视"三匹狼"之害。这三匹狼，与前述美国体制下医院、制药行业和医疗保险企业"争食民肉，抢喝国血"的情况基本差不多，大同小异：

其一是国内外的制药企业，拼命研制和开发生产高价、高利或暴利药品，损人自肥。

其二是大小医院，为捞钱不择手段，无所不用其极，损害病人的健康和利益，也在所不惜。

这其中，有两条：一条是与制药企业一样，或与其合谋，多开药，开贵药，昧着良心开；另一条是仪器检查，多多益善！

其三是主管收钱、报销的医保单位和新农合等，尽可能多收，尽可能少报，尽可能多赚，引起反弹而害人害己。此所谓反弹，就是患者或病家也千方百计地与医家合谋，暗算医保和新农合。结果是，坑来坑去两败俱伤。原因就是前面所说的：羊毛出在羊身上，谁也占不到别人的便宜；到最后算总账，还是自己吃亏，一如前述。

通过上面的简单分析，我们看到：

第一，报销制最坏；

第二，三匹狼最狠；

第三，免费制最好。

不过，虽然免费医疗制对于公众来说受益最大，因而最好，但却有可能造成"小病大养，无病也养"的问题。

因为，"林子大了，什么鸟都有；鸟儿大了，什么林子都去"，——而却不管该不该去。虽说今日中国许多人已不再是"彻底的唯物主义者"和"无所敬畏的"，因而对命运有畏惧之心，并因此而不愿占医药的便宜，但是，可惜，并非所有人都这么想。由此，就造成了"大锅饭虽好，却难以为继"的隐忧。

总之，上述几种医疗体制各有利弊，但若将其结合起来，或可创造出相对来说更好的体制，亦未可知也。

三、新医改思路与建议方案

我的新医改思路，从以下几个方面加以阐述：

首先，生病对任何人都是坏事，而趋利避害是人性和人的本能，所以，世界上没有谁愿意生病，或者没事跑医院去住。由此就决定了，一切医疗费用都应主要由国家支付，个人、家庭和企事业单位则基本上不必再为医疗费操心。

其次，国家用于医疗的费用，则应当以征收社会保障税以及其他相关税费为主要的形式和渠道来加以筹措。

其三，由于没有谁愿意生病，更没有谁愿意专门跑到中国大陆来生病和诊疗，所以，医保受益人应当是一切人，即对所有居住和逗留者中凡与我国有医疗保障互惠条约或协议的国家、地区之人民，都应一视同仁地提供国民待遇之救治和诊疗服务。这也相当于属人与属地相结合而以属地为主：人在哪生病，就在哪诊治。大同情怀、共产主义，不也就这样吗？

其四，既然人的趋利避害之心常有，而自利盘算并无过错且无法禁止，那就得妥善加以利用，换言之，对市场机制和物质利益原则必须利用，而不能抛弃。

其五，要给人以选择自由，对富人和私下行医者各网开一面，大可不必千篇一律。

根据以上总体思路，我的建议方案如下：

中央、省市自治区、地市州、区县、街道乡镇和村居民委员会这6级，每两级为分一段，即：

乡镇街道和村居民委员会的医疗机构，为区域医疗服务单位，防病为主，治病为辅；

地市州和区县两级医疗机构，为居民诊疗主体责任单位；

中央国家级和省市自治区级的医疗机构，则为补充服务机构，越往上越应当只对极少数特别重大疾病进行诊疗。

其中，省级医疗机构设于省城，而中央国家级医疗机构仅只在以下10个城市各设一所或若干，以具体情况而定。这10个城市是：

北京、上海、天津、重庆、广州、武汉、沈阳、西安、乌鲁木齐和拉萨。

在基层，乡镇、街道，可各设一个卫生院或社区医院；而村居民委员会所在地，则可设一个医疗室或医务所，相当于改革开放前的生产队卫生室。之所以如此是因为：在农村，一方面人口大量外流，另方面由于交通改善，到街上看病方便多了，所以，现在一个行政村人口对当地医疗服务的需求，也就相当于原来一个生产队或自然村的医疗需求；在城市，则由于人口和医疗资源双重集聚，有时候，到社区医院比到医务室（诊疗所）看病还方便。

以上所说，是数量有限的财政供养公立医院。此外，则是大量的民营医疗机构和个体诊所。民营机构中，有的可能是外商独资或中外合资的，特别是连锁店形式的大型或超大型商业化经营的医疗企业；个体诊所中，无论中医、西医还是中西医结合医院，都可分为正式持有国家核发执业许可证照的合法诊所，以及不公开挂牌而私下行医的现金交易家庭诊所。

在这种情况下，怎样分配国家资金和医疗资源呢？

我的设想是：

1）将国家财政计划用于医疗的资金，一分为二：一部分划给卫计委（即原来的卫生部），另一部分则划给人社部。卫计委的钱，也一分为二：一部分拨付给各省级卫生厅局，另一部分则分配给前述10个城市的中央国家级医疗机构。人社部的钱，则全部分配给各省级人社厅局。

2）各省级财政计划用于医疗的资金，也一分为二：一部分划给卫生厅局，与卫计委下拨的钱合于一起；另一部分则划给人社厅局，与人社部下拨的钱合于一起。省级卫生厅局手里二合一的钱，也一分为二：一部分拨付给各地市州卫生局，另一部分则分配给前述省级医疗机构。省级人社厅局二合一的钱，则全部分配给各地市州人社局。

3）各地市州财政计划用于医疗的资金，也一分为二：一部分划给同级卫生局,与省级卫生厅局下拨的钱合于一起;另一部分则划给同级人社局,与省级人社厅局下拨的钱合于一起。地市州卫生局手里二合一的钱,也一分为二:一部分拨付给各区县卫生局,另一部分则分配给前述地市州级医疗机构。地市州人社局手里二合一的钱,则全部分配给各区县人社局。

4)各区县级财政计划用于医疗的资金,也一分为二:一部分划给同级卫生局,与地市州卫生局拨下来的钱合于一起;另一部分则划给同级人社局,与地市州人社局拨给的钱合于一起。区县卫生局手里二合一的钱,也一分为二:一部分拨付给乡镇、街道卫生院,另一部分则分配给前述区县医疗机构。区县人社局手里二合一的钱,则全部直接或通过乡镇、街道而间接地打入辖区内每个居民的医保账户。

5)乡镇、街道财政计划用于医疗的钱,全部分配给各村居民委员会所在地的诊疗室或卫生所。

按照我的新医改构想,既然上述这些都是由各级国家财政供养的公立医院,那么,就应当实行免费医疗制。不然的话,国家何必用财政资金来供养呢?难道它们是主人专给其公仆们开设的小灶吗?当然不是。既然如此,免费服务天经地义,没任何皮扯!

至于国家财力有限,供不起那么多的免费医院,这个问题很容易解决:可以实行公有私营,即民营化。也就是说,从中央到地方和基层,财政仅只须供养少数供得起的医院,对外实行免费医疗制,其他则一律民营、收费,与个体、私营医疗机构一样,纳入市场经济的轨道和营运范畴。军队医院在力所能及和不影响为军人服务的前提下对当地居民提供医疗服务的,可视同个体、民营医疗机构实行收费制。

那么,老百姓拿什么去到这些民营医院付费看病呢?

对于不差钱的富人来说,可用自己的现金或银行卡来进行支付。这是个人自由,任何人管不着。但对一般民众来说,则可使用医保卡支付,亦即前面所说从国家人社部到区县人社局拨付下来打入每个居民医保账户中的资金。这种医保卡中的钱，全部都是国家拨付的，不用个人或家庭缴纳一分钱，因此，也就绝不允许像目前这样随便到所谓"医保定点单位"购买牙膏和洗衣粉之类非医疗用品。一旦发现违规操作，即予处罚，包括（但不限于）收回其医保刷卡专用收款 POSE 机。

关于从上往下拨款数额的计算办法，我的主张是：

第一，国家卫计委对中央国家级公立免费医疗机构，地方各级卫生厅局对同级公立免费医疗机构，后者包括区县卫生局对城市街道社区医院和农村乡镇卫生院，一律按各该医疗机构的医务人员人数拨款。也就是说，新医改之后，各级公立免费医疗机构的基建投资、仪器设备、药品采购、自制药剂成本费用、人员工资、办公经费和科研经费等一切费用，皆以"人头费"的形式拨付，惟"奖金"一项由挂号费解决。挂号费的标准是：村居民委员会所在地医疗室（卫生所），为 0.5 元人民币（以 2013 不变价计，下同）；城市街道社区医院和农村乡镇卫生院，为 5 元人民币；区县人民医院，为 50 元人民币；地市州级人民医院，为 500 元人民币；省级人民医院，为 5000 元人民币；中央国家级人民医院，为 50000 元人民币。

其目的有二：一是避免或减少各医疗单位竞相提高其资本有机构成，以至于不将精力和工作重点放在提高医术和服务水平上，而是放到硬件配备上的不正之风；二是促使各医疗机构在提高医疗水平、改进服务态度方面良性竞争，避免医疗事故，降低转院率和投诉率。转院，挂号费退半，亦应成为一项制度。

第二，无论是卫计委、卫生厅局这条线，还是人社部、厅、局这条线，中央对各省级，省级对地市州，地市州对区县，区县对乡镇街道，乡镇街道对村居民委员会，皆以各该辖区内的实际居民人数与其人均可期寿命相乘之积为据，往下分配。

其目的有二：一是促使各级政府及其卫生主管部门，特别是基层乡镇街道和村居民委员会两级，把医疗卫生工作的重点放到提高居民卫生保健水平上；二是促使城市街道社区医院和乡镇卫生院,特别是村居民委员会所在地的医疗室(医务所)以"预防为主"和"治未病"为最高准则。

顺便说,虽然医疗保险是"三匹狼"之一,属新医改要打压的对象,但是,废除其与社保机制的旧式关系后,商业保险在医疗领域中未来仍会有用武之地。

比如,省级和中央国家级医院的挂号费分别为 5000 和 50000 元人民币,对于贫困人口来说,这笔钱仍是不小的数目。要解决这个问题,就可以通过向商业保险公司投保来解决,保险公司支付比例可在 50%—90%之间约定,目的是使贫困人口在关键时也支付得起这笔挂号费,但又因须自付数千元而避免动辄就往省级以上的特大医院跑。至于民营医院,更是其领域了。

前已提到,国家对公立免费医院实行转院率和投诉率考核制度。同样地,各级卫生主管部门对民营收费制医疗机构,理应监管其遵纪守法,一如前述,同时也应考核其投诉率,并根据病患方投诉,经调查核实后,作出行政处罚处理。

四、非结语之结语

这个小标题,有点怪是不是?其所以如此,是因为:

第一,所要讲的,虽与此代序有一定关系,但并不是非讲不可的内容,更不是其逻辑上的结束语;

第二,所讲问题一旦铺开,话就长了,所以只能是开个头打住,而并非结语;

第三,代序写到这里,也该收尾了,所以,还是应当称为结语。

现在,这个"不是结语的结语",只有两句话:

第一句是,医保与养老金分别管理,至于"医疗养老灵活互通国家补助金特别账户",则另当别论。

第二句是,病老护理,应当视同政府雇员,由国家财政支付薪水;护理家人而以其为业者,亦同。

余元洲 2013 年 4 月 9 日于江大园

第一部分　中西医药关系刍议

一、从中药毒性问题谈起

关于中药毒性问题，有一些药毒，可以通过科学的配伍，将毒性去掉或减弱。

但是同时，也应当承认，传统中医学在当时的条件下，没有当今的化学知识，只能大而概之地说"有毒"、"无毒"、"大毒"、"小毒"等，无法将所有可能的毒性一一标出，并通过科学的配伍将其全部完全彻底地加以消除。这在当时是不可能的。

但笔者此说，与某些人借机否定中医药的科学性，是不同的。

在我看来，中医是科学的，但中医的科学性，并不意味着可以用现代化学手段将中药的成分一一析出。总之，一句话，中医是传统科学，是经验科学，且此种科学性并不会随着现代科学的诞生和发展而失去自己存在的根据和合理性。

也就是说，中医药有自己的天然的缺陷，也有自己的天然优势。它可以借助于现当代的科学手段发现并改正某些错误（如关于马兜铃科药毒的认识），这也与中医放弃虎骨、犀牛角等药材之使用的情况一样，无改其本身博大精深的理论和技术体系之科学性，无损于此种科学性的一根毫毛。

从中医药的优势和特色这个话题，可以引伸出中西医关系，进而涉及到对"中西医结合"问题的认识。

　　广义的医学包括药学，或者说，药学从属于医学。从这个意义上讲，所谓"中西医结合"，也就包括中西医结合和中西药结合两个方面。

　　一般来说，病人看医生，医生看病，可分为诊断和治疗两个阶段。只有在进入第二阶段之后，才有可能用到药物。说"有可能"而不是"一定"，是因为有时治疗疾病根本不用药，比如针灸或小的手术，及按摩、推拿、正骨之类，就不用或不一定用药。这种情况下的"中西医结合"，就不包括中西药结合。

　　再者，诊断阶段的"中西医结合"，也不一定意味着治疗阶段需要二者的结合。比如诊断时，中医望、闻、问、切，加上西医的透视、化验、B超和CT等，这可以说是相当典型的"中西医结合"。但这并不意味着，治疗的时候二者也一定结合。民间关于"西医诊断，中医治疗"的说法，就是讲的这种情况。既然是"西医诊断，中医治疗"，那就确定无疑属"中西医结合"。但就治疗而言，"中医治疗"四个字，又清楚地说明只用中医，并无"中西医结合"的问题。

　　可见，流行了几十年的"中西医结合"之说，看似简单，实则不简单。因此，有必要明了其中的道理，而不能继续停留在大而概之的说法上。

　　中西医药的关系，从治疗的角度讲，首先是选择关系，其次是替代关系，最后才是互补或结合关系。所谓"中西医结合"和（或）"中西药结合"，只有在这关系的第三个层次上，才有意义。

　　这里，顺便说，选择关系与替代关系的区别是：有优劣之分，才有选择；无优劣之分，则可相互替代。选择关系的要求是，千方百计地尽量使用选中之法；而替代关系则不同，可随便使用任何一种，以方便易得为唯一标准。

　　只有当选择关系和替代关系都谈了之后，或者都被排除之后，中西医药的结合关系，才有可能浮上水面，进入我们的议程或视野。

二、关于中西医关系的哲学思考

很早以前，我曾看到一句西方名言，原文可能来自于法语，因为出处是一本法文小说（书名忘了），但我看到的是英文译本，说的是："Money is a good servant, but a bad master."

上面这句话，译成汉语就是："金钱是个好仆人，但却是个坏主人。"

这句话，逻辑上还有后半句没讲，我将其填补起来，就是"Morality is a good master, but a bad servant."译成汉语，意思就是："道德是个好主人，但却是个坏仆人。"

后来，我在江汉大学"校级公选课"上讲授《大同主义讲座》时，曾根据上述句型造句，借题发挥，讲了这样一番话：

"Capitalism is a good servant, but a bad master; while socialism is a good master, but a bad servant."这些话，译成汉语是："资本主义是个好仆人，但却是个坏主人；社会主义是个好主人，但却是个坏仆人。"

再后来，有一次，我在报上看到一篇文章，讨论自然科学与人文社会科学孰主孰从的问题。作者认为，现在是自然科学和工程技术科学为主导的时代，将来，总有一天会是人文社会科学为主，自然科学则在其主导下发挥作用。余深以为然。于是，又用上述句型造句："Natural science is a good servant, but a bad master; while humanities and social sciences are good masters, but bad servants"，译成汉语是："自然科学是个好仆人，但却是个坏主人；人文社会科学是个好主人，但却是个坏仆人"。

今天，考虑到中医思维的系统性、整体性、宏观性、有机性、联系性和层次性，以及西医思维的实证性、微观性、工具性、机械性、分割性或孤立性，我认为：总体上讲，中医是个好主人，但却是个坏仆人，而西医是个好仆人，但却是个坏主人（Western Medicine is a good servant, but a bad master; while Traditional Chinese

Medicine is a good master, but a bad servant)。

根据上述认识,我主张,将来,总有一天,条件成熟时,一定要实行中医主导下的中西医分工合作,反对目前由西医占统治地位的中西医结合。

三、中西医关系的分层次审视

有了上述认识之后,可操作的中西医药具体关系,就容易把握了。我粗略地梳理了一下,或可分为三个层次的关系:

第一个层次,是选择关系,大体包括以下几条:

第1条,西医在外科手术方面有明显优势,而中医在内科领域的脏腑气血阴阳之调理方面则潜藏有非常巨大的优势。因此,凡是不开刀不能解决问题或开刀绝对比不开刀好的,都应当选择去看西医、用西药;反之,凡是根本不需要开刀或开刀不如不开刀或可开可不开的,都可以选择去看中医。

第2条,和缓性的或慢性病,看中医,用中药;急性的或急发病,看西医,用西药。

这里,需要说明的是,慢性病看中医,用中药,这个肯定是对的。那么,急性病,看西医,用西药,对不对呢? 这里面的事情,就有点复杂了。本来,中医看急性病,也是很有特色和优势的。包括中医门诊部的急诊,由中医高手来处置的话,不仅效果好,副作用小,而且速度快,至少可以说,不亚于西医。但是,问题在于,中医,整个说来,突出缺点是规范性太差,或曰规范化的程度不够,对于医者个人素养的要求很高。所以,中医急诊,就不是一般普通医者所干得了的。很可能,今天,这个医生处置急诊,不亚于、甚至远胜于西医急诊;明天,换了另一个医生,就处理得一塌糊涂,连西医最差的急诊医生都不如。因为,西医的规范性(或规范化程度)相对较高,甚至于普通护士都能做中等难度的急诊处置,加上必要时专家会诊,总体来说比中医要好。利弊相权,比较而言,无论是急诊也好,还是一般的急性病或慢性病紧急发作也好,看西医、用西药,应该是比较稳妥的办法,因而也就是相对较好的一种选择。

第3条,单纯性疾病,看西医,用西药;复杂性疾病,看中医,用中药。

第4条,全身性疾病,看中医,用中药;局部性疾病,看西医,用西药。

第5条,功能性疾病,看中医,用中药;器质性疾病,看西医,用西药。

第6条,细菌性疾病,看西医,用西药;病毒性疾病,看中医,用中药。

第7条,两端之疾病,看中医,用中药;中间地带的疾病,看西医,用西药。

第8条,可调节的疾病,看中医,用中药;不可调节的疾病,看西医,用西药。

这里,对后面两条,需要加以说明和限定,以免误解:

1)所谓"两端",一端是最普通的常见病(或最常见的普通病),如各种外感病,即风寒、风热、暑湿感冒,或古人所谓的伤寒、温病等;另一端,则是当今世界最难医治的奇疾、怪病、疑难杂症,以及所谓的顽症、绝症,如癌之类病和艾滋病等。

介于上述两个端点之间的疾病,种类繁多,即使不一定全划给西医药,也至少是西医药可插手治疗,或与中医药展开竞争的。

2)所谓可调节的疾病,就是指可纠偏疾病,亦即偏离常态后可通过反向操作,将其拉回到正常状态的各种疾病,如:热者,可以寒之;寒者,可以热之;实者,可以泻之;虚者,可以补之;……等等,不一而足。

总之,可调节的疾病就是指可辨证疾病,亦即可通过四诊合参、辨证论治,来找出病因病机并采取相应针对措施加以治疗的各种疾病。这是传统中医药的优势领域,西医药基本上插不进来,或者处于明显劣势。这其中,更有一些疾病,其治疗过程中,中医药具有双向调节作用,那就更是西医西药望尘莫及和绝对没戏的,争无可争者也。

除此之外，都是不可调节的疾病，都有西医药一展身手的余地和机会。

第二个层次，是替代关系。也就是说，有一些疾病，无论看中医，还是看西医，都是可以的，分不出何者更好，何者更差。

几千年来，直到目前，西方国家没有中医药，也活得挺好，说明人家离开中医药，也能治病救人。

同样地，中国几千年没有西医药，中华民族生存下来，并繁衍、发展以有今日，说明老祖宗在缺乏西医药的情况下，也能够活人。

由此可见，至少对一部分疾病的治疗来说，中西医药是完全或基本上可以做到相互替代的，并非没有谁地球就不转了。

第三个层次，是互补关系。也就是说，某些疾病的诊断和治疗，单纯依靠中医药或西医药，不如二者互补或结合。

比如，本文所讨论的癌症类病，包括有形和无形的恶性肿瘤，以及尿毒症等高危疾病，西医诊断、中医治疗，就是一种很好的模式。

撇开诊断不说，即以治疗而论，中西医药也可以有几种不同的互补或结合模式：

首先是时间上的先后结合，如，乳腺癌、宫颈癌和结肠癌等易治癌，凡是确属早期发现的，先找西医手术切除，然后，绕开放、化疗，而直接找中医用药物或非药物调理，扶正、祛邪、纠偏、持中，就是一种非常好的结合模式。

再就是白血病，凡有条件和机会、并且有幸配对成功的，可先进行骨髓移植手术，然后在康复过程中，辅以适当的中医药调理；没有骨髓移植条件的，在化疗或联合化疗之后的缓解期，辅之以中医药治疗，就更是必要了。

还有，急慢性肾衰竭，即使进入了尿毒症期，仍然可以先找中医用药物和(或)非药物治疗，万一治疗效果不理想或潜力已用尽时，最后再找西医透析，也是一种不错的方略。

其次是时间上的同时结合，也就是空间结合，最典型的是银翘VC片，治病毒性感冒效果相当好。其缺点是，后来加了扑尔敏和（或）扑热息痛，而且，有的制药厂加得太多了，把人吃得晕头转向、糊里糊涂的，一定程度上损害了其声誉。

在这个问题上，笔者认为，中西药还是在两小时之内吃，最好不同时服用。

其原因在于，中药的相互作用，中医人大体知道；西药的相互作用，西医人也大体知道。而中西药的相互作用，就可能没有多少人知道。既然如此，至少目前，还是不同时服用为好。今后有条件，可做进一步研究，自当别论。

四、展望中西医关系的未来

总起来说，今天的中国医学界，有三大问题：第一，西医缺乏中医的思维；第二，中医缺乏西医的思维；第三，中西医均缺乏超越性思维。

放眼神州，中医、西医和中西医结合"三分天下"之势已成。三者各有其长，各有其短，各有其用，各有所宜，亦各有所不宜也。明乎此，则行医无殆，事亲无误，养生无咎；不明此理，则医术越高，危害越大。世人与医家，对此都必须有清醒的认识。

因此，站在当今的现实条件下，生活在今天的自然、社会和人文环境里，面对今人、今事和今天的时病，一个好的医生和医学工作者，就必须要既懂点儿中医，又懂点儿西医，更能够同时跳出西医的旧框框、中医的旧框框，以及中西医结合的旧框框，创造新的医学范式，走出新的诊疗之路。这就是时代赋予我们的使命。

那么，怎样做到这一点呢？

余以为，首先应是放弃总从自己角度看别人的习惯，改从别人角度来看自己。西哲有言曰："认识你自己！"怎样才能"认识你自己"呢？哲人没明说。但是，我想，可行的办法有二：一是换位思考，换位审视，从别人的视角来看你自己；二是提高境界，居高临下，从空中往下看，从头顶往下看，亦即鸟瞰。舍此，很难有更好的办法。"不识庐山真面目，只缘身在此山中"；"不知自己何嘴脸，缘总只从自己看。"只有改从别人的角度和（或）高于所有人的角度看自己，才能真正认清自己。

比如，中医人从中医的角度看西医和中西医结合，怎么看怎么别扭；西医人从西医的角度看中医和中西医结合，也是怎么看都觉得不顺眼。而中西医结合专业的人呢，就更"牛"了：自己尽得中西之妙，集中西医药二者之长，远比其他两家更好。殊不知，许多病是不需要中西医结合的。这其中，有些病，纯中医即可；有些病，仅西医就行；还有的呢，中西随便谁看都行。对于这些病来说，硬要实行中西医结合，不仅多此一举，可能还潜藏这样那样的未知风险。

由此可见，中医、西医和中西医结合，没有谁是真正完美的，也没有谁是完全无用的。而这一认识之取得，不仅需要从中医的角度分别看西医和中西医结合，也要从西医的角度分别看中医和中西医结合，更要从中西医结合的角度分别看中医和西医，而且需要从既不是中医也不是西医和中西医结合的"超医学"高度来分别看中医、西医和中西医结合。

只有这样，才能创造出跨体系医学理论范式，走出新的诊疗之路。

2012 年 6 月 26 日于江大园

第二部分 《超医学》绪论

"超医学"（Super Medicine）的名头（title）很大，其实很简单（simple）。说穿了，其出现不过是对现有医学理论和诊疗模式不满的一种反应而已。

有趣的是：这种不满，及此种反应，本身恰是在承认现有中医、西医和中西医结合"三分天下"格局之合理性的基础上产生的。设无中医、西医和中西医结合三分天下的现实条件，超医学也就无从谈起。

黑格尔说："凡是现实的，都是合理的；凡是合理的，都是现实的。"这话似乎有点拗口，而且由于其思辨性和深刻性而不易理解。但余度其意，无非是说：凡是现实中存在的东西，一定有其存在的道理；而现实中尚不存在的事物，如果真有内在的合理性，就一定会有诞生的那一天，即有成为现实的必然性。

中医、西医和中西医结合三分天下，及以此为据创建超医学，就是属于这种情况。

本来，对中医不满的，可以去找西医；对西医不满的，可以去找中医；对中医和西医都不满的，可以去到中西医结合医院。但问题是，究竟什么情况下去看中医？什么情况下去看西医？什么情况下去找中西医结合医院看病？——这却是中医学、西医学和中西医结合医学三者都未研究的盲点。

为使大家对此问题有一个基本的了解，从而有一个比较清晰的思路和认识,让我们从中国医学的源流和发展历程谈起。

一、中国医学的源流与发展

中国医学几千年的发展,循流溯源,有两大源头:一个是炎帝学派,一个是黄帝学派。

所谓黄帝学派,就是内经学派,即以《黄帝内经》为基础和根据,用以指导诊疗实践的一派;所谓炎帝学派,又称仲景学派,即以仲景学说为基础和根据,用以指导诊疗实践的一派。后者之所以被称为炎帝学派,是因为:据传炎帝本人曾亲尝本草,开了实践中摸索百草治病的先河,而仲景学说继之。

炎帝之学的特点是重方药,轻悟道,虽以炎帝冠名,且后世仲景据说也曾为官,位及长沙太守,但是具有非常突出的民医特色。而黄帝之学则相反,多论道,少方药,具有浓重的宫廷御医和官医之特点。

炎帝学派的开山之作是《神农本草经》,继之有《伊尹汤液经》。后者,经东汉张仲景论述,而为《伤寒杂病论》。此书,经晋人王叔和再三撰次,成今之《伤寒论》,其余部数百年后被整理为今之《金匮要略》。因此之故,至今我们仍以《伤寒杂病论》指代此二书。

虽然黄帝学派的起源晚于炎帝学派,但其代表作《黄帝内经》的成书,则早于炎帝学派的代表作——《伤寒杂病论》。也因此之故,经晋人王叔和撰次过的《伤寒论》之序中有"撰用《内》、《难》……"之语。也就是说,依此《序》之意,张仲景是根据《内经》撰成其书,或至少是参考过《内经》的。

现在,不管"撰用《内》、《难》……"之说是否为张仲景原序中的话,抑或为王叔和撰次时所做的添加,起码可以肯定的是:是晋人王叔和,而不是张仲景本人,力图实现黄帝学说与炎帝学说的统一与融合。

众所周知,中西医汇通的出现和中西医结合的提出,是因为西学东渐和西医进入中国。在此之前,传统中医面对的问题,是将黄帝学派的学问与炎帝学派的知识统合起来，融为一体。而王叔和本人，就是兼具黄帝之学与炎帝之学的医学大家。他所整理的《脉经》，是其研习黄帝之学的结晶，而撰次和编成《伤寒论》，则是其治炎帝之学的成果。因此之故，余以为，王叔和的历史地位，堪称中国医学第一次大综合的代表。

中国医学第二次大综合的代表，是张景岳。其用 32 年时间编成的《类经》，是治《黄帝内经》的成果和代表作，而《景岳全书》作为整体，则是《内经》指导下精修《伤寒论》的成果，因而是黄帝之学与炎帝之学的有机结合，或至少是此种努力的记录和结果。

中国医学第三次大综合的代表，是陈士铎。《外经微言》是其研习和发展《内经》理论所得成就之体现，《辨证录》则是其以《内经》及自己所著《外经微言》为指导而对《伤寒杂病论》的发挥和超越，虽然至今未能超越之。

中国医学第四次大综合的代表，是张锡纯。《医学衷中参西录》(上下册)，是其中西医汇通思想的结晶。

中国医学第五次大综合的代表，是毛泽东。毛本人虽不是医学家，但其所提出的"中西医结合论"，影响中国医学半个世纪之久，促成了从清末中西医汇通的"中体西用"跨越民国时代的"中西医并存"而进到今天中医学、西医学和中西医结合医学"三分天下"格局的转变。

二、什么是或不是中西医结合？

讲到这里，有一个问题必须搞清楚，即：究竟什么是中西医结合？

为了回答这个问题，我们不妨先从相反的方向来问一下：现实中哪些不是中西医结合？

之所以要这样从反面来发问，是因为有一个人，他的简历引起了我的注意。

这个人叫沈自尹。百度百科介绍他是复旦大学附属华山医院终身教授、中国科学院院士，中西医结合研究所名誉所长、中西医结合博士后流动站站长、中国中西医结合学会副会长、上海市中西医结合学会名誉会长、《中国中西医结合》杂志及《中西医结合实用临床急救》杂志副总编等职，曾任复旦大学中西医结合研究所所长，上海市中西医结合学会会长等职。这就表明，沈教授是中西医结合的专家。

本来，沈自尹原非中医科班出身，但其主持或参与研究的中医学及中医现代化著作甚丰，如：《虚证研究》、《肾的研究》、《中医治则研究》、《中医理论现代研究》、《中医学》等。

再看其学术成就：

沈自尹自20世纪50年代起，率先对中医称为"命门之火"的肾阳进行研究，从"异病同治"的理念出发，发现：西医中不同的病种，按照统一的辨证标准，只要是肾阳虚证，其反映肾上腺皮质功能的尿17—羟皮质类固醇值就明显低下。对于这样的病人，用补肾中药加以治疗，可以使其恢复正常。1979年起，沈自尹教授通过设立"同病异证组"进行下丘脑—垂体—靶腺轴功能对比观察，从脏腑辨证的角度，推知肾阳虚证主要发病环节在下丘脑。——这是用现代科学方法证实肾阳虚证具有特定物质基础的一大发现。后来，沈教授及其率领的科研团队，采用分子水平的检测方法，证明补肾药能改善或提高人类下丘脑的双氢睾酮受体亲和力。这就使肾阳虚证有了定性和定量表达，为将人体机能主要调节中枢定位在下丘脑提供了有力的科学证据。

除此之外，他还提出了"辨证与辨病相结合"和"宏观辨证与微观辨证相结合"的观点。

但是，在我看来，沈自尹教授的上述成就，基本上，主要属于中医药现代化的范畴，而不是什么中西医结合。

那么，究竟什么是中西医结合呢？

余以为，所谓中西医结合，是指中西医互补，亦即同时或先后运用中医药和西医药来对病人进行诊疗的一种医学范式及模式。

总体而论的中西医结合是广义上的，即：西医诊断、中医治疗。

诊断中的中西医结合，可以是中医诊断为主，西医诊断为辅，或者相反。

治疗时的中西医结合是狭义的，具体可以是有时间先后的互补结合或同时进行的互补结合。后者，又可以分为中西并重或一主一辅等不同的结合模式。

当然，中西医结合还可以拆分为中西医结合和中西药结合两个方面。

此外，中医西医化和西医中医化，无疑属于中西医结合，但中医的现代化则不是中西医结合。同样的，中药西药化和西药中药化，无疑属于中西药结合，但中药的现代化则不是中西药结合。

讲到这里，人们不禁要问：上述几种情况的区别何在？

请允余试述之。

第一，从中药中提取某种成分，是中药的西药化，属于中西药结合范畴；而对中药单方或复方利用现代科学技术手段进行加工，则是中药的现代化，属于中药，而不是西药，因而也不是中西药结合范畴。比如中药超微饮片，又比如复方丹参滴丸及其他类似药品的开发，包括（但不限于）根据中药复方或单方生产的肌肉注射液和静脉输入液等，都是属于中药的现代化。

二者的判别标准是：凡属提取单一药用成分的，就是中药的西药化，属中西药结合的范畴；凡是提取出来的制成品中保留原单方或复方药物全部或大部分主要成分的，就是中药的现代化，不属于中西药结合的范畴。

以此标准视之，则卓有成效的中药现代药理分析，就一分为二：其中一部分，服务于中医配伍用药或为处方之参考的，属于中药现代化的范畴；而另一部分，服务于制药企业单一成分提取用的，则是典型的中药西药化，无疑属于中西药结合的范畴。

第二，无论谁，使用中医脉诊仪或四诊仪检查脉象，甚至以其结果作为参考进行处方，都是中医现代化，而不是中西医结合；而一个中医人，在诊断时让患者到化验室查血、验尿，或者使用 CT 和 B 超之类进行检查，治疗时打针、输液，并且输入的是西药（化学药）或经过提纯的中药成分（植物药），都是中医的西医化，属于中西医结合范畴，而不是中医的现代化。

中医的西医化，还有以下几种情况：

第一，诊断治疗时，不看舌脉，更不搞四诊合参；或者

第二，不辨证，只辨病；或者

第三，不进行中药配伍，甚至不使用纯正的中成药，而仅只使用西医化学药和中药提纯药；或者

第四，不讲阴阳、五行和脏腑、经络、气血、精津等，而仅只使用西医的理论和概念；或者

第五，不讲整体调理，不讲系统功能，仅仅只是头痛医头、脚疼医脚，跟着症状跑；……等等。

由此，可以确信：中医的西医化可以划归中西医结合，但与中医现代化不是一回事。

中医、药的现代化，不同于传统中医、药，但仍属于纯中医、纯中药的范畴。

目前，中医英译 Traditional Chinese Medicine 的简称是 TCM，意思是传统中医药。如果把现代化的内容也包括进来的话，则中医药的英译就应当是 Pure Chinese Medicine，其简称形式也应改为 PCM，即"纯正中医药"。这是题外话。

回到沈自尹教授的专业归属上来。从沈教授的著述、学术观点和科研成果来看，基本上都是中医的现代化和中药的现代化。

从古至今，中医治病向来是两条腿走路；其一是辨证论治，其二是专方专药。中医药的现代化，当然也应包括以下两个方面。而沈自尹教授在这两个方面都做出了卓越的贡献：

一方面，他为中医人更好地进行辨证论治和施治做了许多科学研究，特别是关于肾阳虚证的研究和论证；另一方面，他又运用现代科学思路对中药单方（如淫羊藿，又称仙灵脾）和复方（如其自

拟的温阳补肾方和滋阴益肾方)进行了颇具创新性的研究,包括
"补肾防喘片"等复方中成药的发明。

总之,我认为,其对肾阳虚证的研究,属于典型的中医现代化,
而其对淫羊藿(仙灵脾)的研究和中成药的研制等等,则是典型的
中药现代化研究。因为,撇开前者不说,单就后者而言,其目的并
不是要从单味中药或多味复方成药中提取西医所需的成分,而
是服务于中医人用药。

作为上述判断的一个佐证,我们从百度百科"沈自尹"词条中
读到这样几段话:

"沈自尹院士遵循着中医学自身发展的规律,对肾阳虚证进行
了将近半个世纪的研究,终于首次在国际上证实了肾阳虚证有特
定的物质基础,并将主要调节枢纽定位在下丘脑,为中医向现代化
发展作出了重要贡献。"

……

"沈自尹院士从脏腑辨证着手,由3个轴的功能紊乱推论肾阳
虚证发病环节在下丘脑;从方剂辨证着手,认为肾阳虚证涵盖着
NEI网络,其调控中心在下丘脑。所以,可以设想,对于证本质的
研究,若以肾阳虚证作为模式,或可类推出其他证的研究思路,即:
证是一种综合性的功能态,有具体的功能网络和调控中心。由于
补肾药能特异性地提高下丘脑的关键性功能基因—CRF基因表
达,从而发挥下丘脑作为调控中心来调节NEI功能网络的作用。"

"现代科学研究虽然首创NEI网络学说,但却缺乏调节平衡
的手段;虽然有独特专一的基因治疗针对单基因病(疾病基因或变
异基因),但对多基因病里的功能基因则缺乏整体调节手段。从沈
自尹院士对肾阳虚证的研究中,可以肯定和自豪的是,中医可以弥
补现代医学的不足;在调节功能网络与功能基因上发挥其优势将
是中医未来研究和应用的一大特色。"

(http://baike.baidu.com/view/229214.htm)

据此,可以认为,虽然提倡"辨证与辨病相结合"、"宏观辨证与

微观辨证相结合"有点中西医结合味道,正如中医使用西医病名有点中西医结合味道而很难认定为中西医结合一样,所以,总的来说,沈自尹教授实际上不是一个中西医结合专家,而是中医现代化的专家。相应地,其所曾经担任所长、目前担任名誉所长的那个单位,也应更名为"中医现代化研究所"才更合适。当然,这也是题外话。

不过,重要的是,通过沈自尹教授这一个案,我们可以基本搞清楚什么是、或不是中西医结合。

讲到这里,顺便说一下:不仅中医现代化不等于西医化,中药现代化不等于西药化,而且,中医药的国际化,也不一定就是西方化。这有两层意思:

第一,就国际化的地域性来说,中医药走出去,不一定就是去西方国家。因为,去到俄罗斯的远东地区,以及日本、韩国和南亚、东南亚,也是国际化。

第二,就输出的内容而言,中西医结合专业的医生可以走出去,纯中医、纯中药也可以走出去。这种 PCM——纯中医和纯中药,既可以是传统的,也可以是现代化了的。后者,最值得推崇和推广的技术,有两个大项:一是中医四诊仪或单纯的脉诊仪,二是中药超微饮片。此二者之应用,不仅有利于其在国内重新夺回中医药的主导权,而且可以极大地促进中医药的国际化。

总之,中医药的现代化、国际化与中西医结合,三者各有所指,各有内涵,不能大而概之地混为一谈。

三、中西医结合的问题何在?

在中西医结合提出之前,由于经过了前三次大综合,中国医学处在第四次大综合即中西医汇通阶段,其实质是"中体西用",亦即:中医主导下的中西医互动。

当时的中国,总体来看,中医仍是一统天下,西医仅为国医的参考和补充。虽然民国时政府曾一度有过"废止旧医"(即中医)的议案提出，但是由于中医人的抗争，并未颁行。而现代医学的普及、医院的建立和西医统治中医的情况，则仅见于大中城市。而在县城及其以下的乡镇和农村，则都是以中医为主的。可以说，当时的西医还是孤岛，而中医则是汪洋大海。西医处于中医的包围中，百分之八九十甚至更多的民众（主要是农民）只知中医，不知有西医。这对于确立中医主导的中西医关系，非常有利。

但是同时，一个不可忽视的事实是：西医在发展，中医在退却；西医在进攻，中医在抵抗。在西医取代中医占据主导地位之前，中西医处于不稳定的并重或拉锯状态。但这不是最要命的。真正要命的，是国人对中西医的关系及其未来发展趋势，缺乏总体性认识和把握，既看不到危险所在，也不明了发展趋势。

在这种情况下，新中国建立后，从 20 世纪 50 年代起，毛泽东提出了他的"中西医结合论"。毛泽东的医疗卫生思想是，要把重点放到广大农村，而由于农村条件落后，西医的进军不像大中城市那样深入，这就有了中医发挥作用的天地。所以，他一方面推动西医下乡，一方面批评了鲁迅否定中医的激进观点，肯定中医。于是，就很自然地提出"西学中"、"中学西"——中西医结合，并以此作为官方处理中西医关系的指导方针。

由此，我们可以看到：中西医结合这一诊疗模式的出现，有其历史和现实的客观必然性。但是，中西医结合的诊疗模式，已经不像中西医汇通那样在保持中医主导地位的前提下出现，而是相反地，却是协助和促进了西医主导地位的确立。

中西医结合对中医药的伤害，最主要的是造成了中医的西医化和中药的西药化，其表现种种前面已讲了。

此外，就理论认识而言，还有以下两个误区：

第一，中西医的关系，首先是一个选择关系，其次是替代关系，然后才谈得到互补关系。而中西医结合，就是中西医互补。它是中西医关系第三层次上才有的问题，不是、也不可能是中西医关系的全部。而中西医结合理论，却一直误以为是结合或互补关系就是中西医关系的全部。不仅如此,中西医结合论者还不遗余力地向国人宣传和灌输这种理念,流毒既广,贻害必深!

第二,许多病只要有中医或西医一家就行,根本用不着中西医结合。这种情况下的中西医结合,纯属多此一举,不仅于事无补,还可能会增加未知的风险。

走出上述误区的出路或办法,就是超医学。

四、超医学的概念

什么是超医学?

要回答这个问题,首先要搞清什么是"超"?

超医学的"超"字,在汉语和英语(super-,supra-,supre-)里,都有两个最主要的意思:一是超级,二是超越。所谓"超级",就是"不同于一般";所谓"超越",则有"超过"、"跨越"、"高踞于上"等等意思。

据此,余试给出如下定义:

所谓"超医学",就是超越现有医学的全新医学理论范式。换句话说,超医学是一种跨体系医学。

广义而言,超医学是超越当今世界所有一切医学体系、并高踞于其上的一种医学。具体地说,其所超越的现有医学不仅包括中国境内各少数民族的医学理论和独特疗法,而且包括世界其他国家、地区和各民族各种各样的医学理论和特色疗法。

狭义而论,超医学仅指超越当今中国现有的中医、西医和中西医结合三大主流医学理论体系和诊疗模式的新医学理论范式。

本书本绪论所使用的,就是上述狭义概念,亦即严格意义上的超医学。

五、超医学研究的目的、对象与方法

超医学研究,就我本人而言,目的有二:

其一,为组织编写《超医学概论》、《超医学教程》和《家庭预诊学》、《专业预诊学》、《中优诊疗学》等教材探路、铺路，奠定基础。

其二，为重新夺回中医对西医的主导地位而创建理论根据。此点，我们在后面要专门讨论。

超医学的研究对象，是各种疾病所适宜的诊疗法，或者反过来说，各种诊疗法所适宜的病种，亦即疾病与医法的相互适配性，简称"病医互适性"，或"医病互适性"。

超医学属于选择医学，但其中医种选择不同于治法选择。治法选择属于医种内部的选择，虽然超医学也会涉及其部分内容，但以服从和服务于医种选择为要。而医种选择本身，则是超医学所研究的重点。

讲到治法选择，需要指出，它所涵盖和涉及的方面很广。大略的，有西医之手术与药物治疗的选择，药物与打针的选择，静脉注射与肌肉注射的选择，以及中医之药物与砭石针灸推拿的选择，灸与针的选择、祝由与呼唤的选择等。再细、再专业一点的，如：先辨证，后专药（如夜盗冷汗之治，以及顽固性偏头痛之治），还是先专药，后辨证（如控涎丹之用）的选择等，皆是。此外，还有治未病的养生法，治欲病的预防法，亦皆为医种内部之治法选择。后者，不仅包括亚健康的身心调理，而且也包括对有癌症倾向的临界患者提前采取预防性用药的思路或方法——此为我所提倡和推崇的"尾追堵截法"（即前面埋伏，后面追赶，中间还有侧面袭扰）等治法或方略中的部分内容。

医种选择，相对来说，范围窄得多。本来，国内少数民族医学以及世界其他国家和地区的特色诊疗也属于医种选择的范畴，但我们现在所要研究的，则主要是在中医、西医和中西医结合三者之间进行选择。因此，可以说，只有这样的医种选择和选择医学，才是超医学。

尽管如此，医种选择的意义和重要性却不可小视。这里随便举个例子吧：直肠癌、结肠癌，以及妇科常见的乳腺癌和宫颈癌，虽然也属于高险病种，但是由于其为易治癌，早发现可通过西医手术彻底根治,所以,无论是病人、家属,还是医院医生,都应在第一时间果断地作出"先西医手术,再中医调理"的正确抉择,而不能去找中医望闻问切、辨证论治、慢慢调理、耽搁诊疗。相反,肝癌为难治癌,尤其是晚期,已经根本不适于手术或放化疗,只能由中医做保守治疗:一方面调理脾胃,增加食量;一方面扶正祛邪,提高抗病力;再就是用中药止痛,提高其生存和生活质量。此三管齐下,或竟能治愈,或不能治愈,在两可之间。

高险病种如此,其他普通常见病种更应随时随地按超医学指示做决定和选择。

超医学的研究方法有三:

一是广义道法论。

比如说,牵牛,牵其鼻子与牵其大腿,差别就非常大:一个是轻松搞定,事半功倍;一个则事倍功半,费老大劲也牵不走。——这就是合道之法与逆道之法的不同效用和结果。

二是超现实主义的分析方法。

此为介于实证与规范、现实与非现实之间的一种研究方法,不太拘泥于实证研究。

三是比较法。

不过,需要指出的是:虽然超医学用得到比较研究法,但超医学归根到底是选择医学,而不是比较医学。二者的区别是:比较医学只对各家的优缺点和优劣势进行必要的分析和比较,并不一定要得出明确的结论。这种结论,往往会是留给研究者自己去做。即使一定要得出结论,其结论也只能是何者相对于何者更有优势,等等。

超医学就不同了。作为选择医学,它必须要在分析和比较之后,得出非常明确的结论,以便于患者、家属、医院或医生根据此结论很快做出妥帖的决定,甚至直接给出决定。

这里,为便于法学同道理解和掌握,我想打个不确切的比喻:比较医学与选择医学的关系,类似于比较法学与国际私法中冲突法或冲突规范的关系,即当法院和法官遇到涉外民商事案件时,为其指向所应适用的某国或某地区法律及法条。不懂法学的读者,听不懂这一点没有关系,权当我没有打此比喻,别放在心上就是了。

六、上火发炎辨:超医学的第一亮点

目前,中国医疗领域一个突出问题,就是囿昧:

中医人,囿于中医,而昧于西医;

西医人,囿于西医,而昧于中医;

中西医结合专业的医生,则囿于结合之长,昧于结合之短;

普通老百姓,则囿于无知或一知半解,而昧于上述三者。

总之,大家都跳不出自己的圈子,囿于自己的知识范围和眼界而固执己见——偏见、成见,或者相反地——没有主见,碰到谁就是谁,谁说就信谁,一旦有事则病急乱投医,以致造成不应有的损失。

比如说方舟子,高考时是国内某省的文科状元,智商不低吧?后来又到国外留学,做了理科(生物化学)的博士和博士后,回国后以科普作家自居。就是这样高素质的人,有时,也会说出荒唐话来。

我曾看过一个视频,拍的是关于中医之辩:方舟子为一方,挺中医人士为另一方,激烈争辩。谈到上火问题,主持人顺便说了句:比如说,方先生你的嗓子就有点上火……

方舟子一听就急了,说:上火有多种情况,有的是细菌感染,有的是病毒感染……是细菌的感染用抗菌素,是病毒的话要抗病毒,细菌和病毒没了,火也就没了。

这段视频,原来在百度方舟子吧,后来找不到了,以上内容是我凭记忆转述,不很准确。但是,我从网上搜索到了他公开发表于纸媒体的一篇文章,差异不大,可以为佐证。

方舟子写道:

"口腔'上火'症状,有的可能是因为缺乏维生素 B_2 导致的唇炎、口角炎,有的可能是缺乏维生素 C 导致的牙龈、粘膜出血,更常见的可能是细菌、病毒感染引起的炎症,有的可能还与新陈代谢、内分泌变化有关。不同的病因要做不同的治疗。缺维生素引起的要适量补充维生素,细菌感染引起的要使用抗菌、消炎药。如果'上火'是由于病毒感染引起的,那就没有什么特效药物了,除了对伤口进行必要的消毒、消炎处理防止继发感染,主要还是要注意口腔卫生、多喝水、注意休息,靠自身的免疫抗过去。……"(《经济观察报》2006.10.23)

那么,方舟子说的对不对呢? 不对!

实际情况,与他所讲的正好相反:不是有细菌或病毒感染人才会上火,而是人上火了肌体会发炎。西医对此不明就里,以为就是炎症,当作细菌或病毒感染来治,实大谬矣。

余知一朋友,自认为性功能不理想,想改善一下,就找了一个食疗方来:杜仲酒炒猪腰花,每晚睡前服,效果不错。但是不久,问题来了。先是牙痛,到医院看医生,说是牙髓炎。医生的治法很绝,用酒精点火,对牙髓神经进行杀灭,说是牙髓神经杀死之后,就不痛了。治疗的结果,还挺灵的,牙真的不疼了。谁知不久,又出问题了:也许是由于杜仲酒炒腰花吃多了吧,后背腰部长了个包,疼,去看医生,说是肌肉发炎,内有脓包正在成熟。医生给他开了点消炎药吃,不解决问题;又给他打消炎针,也还是不能解决问题。最后,医生只好给他开刀,把脓包剖开,才稍缓解。但此过程中,让他倍受折磨,吃尽了苦头。后来,我知道了此事,就告诉他说:都是杜仲酒腰花惹的祸。方是好方,但是不能吃得太多。因为,杜仲善补肾阳,久服上火是必然的。本来,如用中医的办法治疗,一开始牙痛就加以清火,并暂停食疗,则根本用不着杀牙髓神经,更不会因背腰部起包消炎无效而弄到不得不动刀见血的地步!

另有一农村小孩,夏天,因为暑期嘛,就常与伙伴们在野外东奔西跑,或在太阳底下暴晒。结果,头上长出了一个大包。家长将其带到街上的乡卫生院里,医生也是给他开刀挤脓,疼得孩子哇哇直叫,惨不忍睹! 当时,我正好在场,孩子的哭声使我感到一阵阵难受，就好像疼在我心上一样。我清楚地知道，此包为火包，只要在其刚开始长时就服用野菊花茶，就很容易治好了。虽然野菊花茶喝起来很苦，而且多少有点碍胃，但相对于西医开刀来说，好多了！

问题是，中医也有昧于科学的时候。

比如，新编现代京剧《沙家浜》所讲述的，就是新四军18个伤病员离开大部队潜藏于沙家浜养伤时歼灭了一小股日伪军的故事。这18个伤病员中，或许会有人一不小心上火发炎，需要用中医药来调理和下火，但是，基本上，绝大多数人应是受的刀枪之伤。在这种情况下，其伤口发炎，就与中医的上火没有关系，治疗上，最好的选择应是抗生素。至于弄不到而不得不以草药医治，则是另一回事，不能认为中草药为其最佳之首选。

由此看来，在上火与发炎的问题上，中医、西医各有所昧。

那么，中西医结合医生又如何解决呢？

我想，囿于其专业特长，他（她）会误认为：既上火了，必有炎症；既发炎了，可能有火。其解决办法，很自然的，就是：既要清火，还得消炎。所以，他很自然地会两手并用：一边给用抗生素（如复方新诺明片、增效联磺片或打针、输液），一边又开出清火中药方。

超医学就不同了。超医学之所以被称为"超医学"，就是因为它超越前三者，而有自己独特的理路。其办法是：

第一，属于上火引起的炎症，清火就行了。火去炎自消，用不着另外用西药消炎。

第二，属于外伤所造成的细菌感染之类炎症，与上火没有任何关系，只用西药抗菌素消炎就可以了，不必去清火。即使你去清，也不起作用！

第三，有病毒的，用抗病毒药，但不一定就是西药。此点，我们后面再来讨论。

第四，当确信既有上火引起发炎之类问题，又有独立而非上火原因所造成的细菌感染，或上火未得到及时有效治疗而出现继发性感染时,则可采用中西医结合的办法处置。因为,这时,只有这时,才会出现单纯清火摆不平的情况,才有必要动用中西医两手。

当然,在抗日战争那个时候,还没有中西医结合和超医学之说,只有中西两种医药可用。而就《沙家浜》中 18 个伤病员的处境来说,西药抗菌素很难搞到手。所以,郭建光有段唱词我记得很清楚:"你二人改装划船到对岸,……寻来草药医病患……"说明主要靠中草药来治病疗伤。前已讲过,中草药治疗上火引起的发炎很灵,火去炎自消。这叫"从火论治",属于辨证论治的范畴。而对于刀枪外伤所产生的细菌性感染,如果还用这样的办法"从火论治",通过清火的办法来消炎的话,即使不能说完全无效,也难以达到预期的效果。但中医治病是"两条腿走路":其一是辨证论治,其二是专方专药。后者,就有治疗外伤的效果。所以,郭建光派人去"寻来草药医病患",并不很离谱,只是不如抗菌素而已,算"次优选择"吧。

现在,如果我们归纳一下,做一个一般性的总结,则中医、西医、中西医结合和超医学四者在发炎与上火问题上的分野,就很清楚了:

中医认为,世界上只有上火,没有发炎一说,因而只知道清火,不知道消炎;

西医认为,世界上只有发炎,没有上火一说,因而只知道消炎,不知道清火;

中西医结合医生认为,既有上火的问题,又发炎了,所以,必须得中西药结合并用。

超医学则认为,有的是单纯性上火,只清火就 OK 了;有的是单纯性发炎,只消炎就 OK 了;有的,既上火又发炎,需要中西医药两者并用。

话说处理此类问题,我的办法非常简单,易学易记有诗为证,不,是顺口溜,或新打油诗:

有证,辨证;无证,辨病。证主,则辨;证辅,则免。有火,去火;无火,消炎。

火炎皆有,分清因由:火引发炎,火去自安;炎引上火,难得一见。炎火二者,独立致病,此时中西,各显身手:火主炎辅,中药为主;炎主火辅,西药打头。

七、中药杀病毒:超医学的第二亮点

1998年4月,我从武汉大学法学院博士后出站,随后来到地处江西省九江市对面的湖北省黄梅县小池镇镇政府当了一名基层政府的干部(公务员),跟着参加了"98抗洪"(九江决堤时,我就在对面),没有功劳,也有苦劳,加上是从武汉大学来的博士后,县委组织部特别照顾,戴帽下达硬性指标,使我当选为县党代会代表和县政协委员。年底,在县里开会期间,大概是第三天吧,下午会开完,还没吃晚饭,我趁此机会找个公用电话给家里打过去,问问平安。不问不知道,一问吓一跳,刚刚4岁的小女儿病了,好像是感冒,但又没有冻着,持续高烧39摄氏度以上,镇医院治了,就是不退,她妈正着急呢,我也是当时没手机嘛,联系不上。现在一听说女儿病了,我饭也不吃,正好有车,1小时不到就赶回了小池镇。没到家,就直接先到药店,我自己开方,抓的药是:板蓝根9克,大青叶6克,金银花3克,野菊花3克,黄芩9克,连翘9克。清楚记得,一共6味,不到50克。抓了两付,当晚就煎汤给女儿喂服,晚饭后一次,临睡前加服一次,一剂而愈。实际上,半夜醒来时,孩子就已经退烧了,呼吸平稳,脉搏正常。心里那个高兴啊,自不待言。由此可知,中医药的疗效,真是神奇!

以上所讲,是我用中药治病毒性感冒取得良效的一个案例。此类例子很多,这是其一吧,也是比较突出的一个。很自然地,此次成功,使我后来每遇此种类似或近似情况,都用中药来杀病毒。也因此之故,这一案例被我视为经典医案。

然而,当我在百度中医吧里向同道们讲述这个医案时,却受到了一些人的指责。

他们说:年底,大冬天的,孩子感冒了,不能尽投寒凉之药。

又说,中医讲究辨证论治,不能随便清热解毒。

又说:庸医往往一见发热,就以为其体内有热而径投清热之药。

……

等等,等等,把我批得一塌糊涂。

那么,这些人讲的对不对呢?抽象地说,对,很对,完全对。但是,具体到这个医案来说,则不尽然。为什么呢?因为,我曾说过:辨证的最高境界是不辨证,或者说,不辨证本身,也是一种辨证。

大家知道,感冒有多种,最常见的,主要有风寒、风热、暑湿和流感这4种类型。其中的流感,就属于病毒性感冒,西医拿它基本上没办法。

我之所以回到小池镇直扑药店而不是先回家里望闻问切,就是因为,我下车之前心里早已进行了诊断:此时天寒地冻,风热感冒可以排除;黄梅小池镇虽地处江边,湿气较重,但此时天已凉爽,加上夏天多雨而临近年底久未下雨,空气湿度不是很大,暑湿感冒亦可排除。再就是她妈妈说最近几天并没有让孩子冻着,特别是没有热得出汗然后又受凉的情况,这样,风寒感冒也可以排除了。

于是,我判断:这次感冒,只有一种可能,就是病毒性感冒,也可能是在幼儿园传染的流感。总之,可以肯定是病毒性感冒。既然如此,其治疗很简单,就是用中药杀感冒病毒,为此可以不避寒凉之药。另外,这种方药虽然可以杀灭病毒,但也不是中医人一般所说的清热解毒,更不是什么"一见发热,径投清热之药"。

也就是说,前述中医吧几位网友的种种指责,基本上都是站不住脚的。其所以如此,是因为,在中医人心目中,根本就没有中药杀病毒的概念,而只有清热解毒一说。

对此,西医人又是如何看的呢?西医认为,杀病毒要用特定的抗病毒药,如病毒灵、病毒挫,以及前几年对付猪流感时风靡全球的"达菲"抗病毒药,等等。在他们眼中,中医是伪科学,中药即使不是巫医巫药,也至少是不可靠的。

至于中西医结合医生，囿于其专业特点，往往认为：病毒性感冒之治，既需要中药来清热解毒，也需要给予西医的抗病毒药，于是就两手并用，似乎不如此就体现不出其专业优势！

我本人就曾遇到这样一个医生，他一边承认西药抗流感病毒的效果不好，一边还是照开病毒灵用于口服，并开出注射用病毒挫投入到吊瓶中去，与抗菌素一起给病人挂吊针。同是这位中西医结合医生，还给我讲了他治病的两大秘诀：一是治疗性诊断或诊断性治疗，二是系"裤腰带"加"背带"，上双保险。

我算真是服了他了！这种人，能将两手并用发挥到极致，由不得你不服，是不是?!

当然，作为一个长期研究中西医药关系理论并以超医学为标榜的我来说，内心肯定是不服他的。因为，从超医学观点来看：用中药杀病毒，或有特效，或有显效，无论如何比西医所用抗病毒药好使。一般情况下，可只管用药，不避寒凉；如忧其寒，可反佐致平，是为"佐平"；如遇患者体质确属虚寒的情况，则可多加温热之药，反佐使其总体性温。实际上，在中医临床实践中"佐平"、"超佐平"之事常有，皆无不可。但是，无论方药怎么调配，杀病毒这一中心目标，则必须明确。

综上所述，可以做个初步总结：

从中医角度看，遇到流感或病毒性感冒，只能辨证论治，如有热证则投清热解毒药以清其热，如有他证则对证下药；从西医角度看，只能用西药来杀病毒；中西医结合者，两手并用；超医学则坚信中药杀病毒胜过西药，故不用西药，只用中药，但既不清热，亦不避寒凉，而仅只是要杀病毒。

这里，为使大家对中药杀病毒这一论题有更多的了解和更深的理解，我想引一段方舟子的话。虽然这段话同出于前引方舟子的那篇科普文章，但我现在并不是要批他，而是想借他之口为大家讲一点病毒学常识。方舟子写道：

"许多人对病毒是什么东西一无所知，有的望文生义，以为那是疾病产生的毒素,有的则以为病毒是和病菌一样的,可以用抗菌素杀死。其实,病毒是与细菌非常不同、也无法用抗菌素杀死的病原体。它们比细菌小得多,结构也简单得多,一般就是一个蛋白质外壳,里面裹着遗传物质。它们是一种介于生物与非生物之间的东西,可以像非生物物质那样结晶,但是溶解后又能具有活性,而且它们不具有进行生命活动所必备的各种构造,必须寄生在细菌或其他生物的细胞中才能生存。在感染的时候,病毒的蛋白质外壳粘到细胞表面,然后把病毒遗传物质注入到细胞当中,利用细胞中的各种'设备'复制病毒遗传物质,制造病毒外壳,再组装成一个个新的病毒。新病毒的数量多到一定程度后,细胞就会死亡、破裂,新病毒就被释放出来,去感染其他细胞。如果所有的细胞都被感染、死亡,病毒自己也就跟着死去了。所以这种凶狠的感染方式的结果,很可能是两败俱伤。"(《经济观察报》2006.10.23)

我之所以知道方舟子这话说得没错,是因为 1983—1985 年本人在武大经济系读研的头两年与生物系和病毒系同班听过课。虽然学的是高等数学(《微积分》(上下册)学了两学期,《线性代数》和《概率论与数理统计》各学了一学期),但却与班上的病毒系和生物系本科同学成了朋友。那时,我二三十岁,以愚陋之才,两年时间略有所得。而这些属于基础性的常识,对于我们现在讨论的中药杀病毒问题,却非常重要。

从前面的引言性介绍中,我们已初步了解了中医、西医、中西医结合与超医学的分野:

第一,中医只知道清热解毒,根本没有病毒的概念,正如其只知上火、清火而不知发炎、消炎的情况一样,因而不知道怎样杀病毒。

第二,西医对病毒的认识很清楚,达到细胞和分子水平,但却苦于没有特效药:一直在寻找,至今没找到;一直在合成,始终不着调。

第三,中西医结合专业的医生,相对于中医和西医来说,情况好多了。但其却总是离不开那个"两手抓,两手都要用"的思维模式:一方面认为,既然有病毒,就得抗病毒,抗病毒西药有胜于无,不用白不用;另一方面,又对中医的清热解毒法情有独钟,能用就用。

第四,超医学看不起西医所用抗病毒药,即使不是绝对不用,至少也是基本不用,而只用中药。但既不是要清热,也不是要解毒,而是为了杀病毒。

现在,有一个问题令人困惑,那就是:中医人的清热解毒,与超医学的中药杀病毒,有何异同? 区别何在?

请允余试论之。

首先,中医的清热解毒是模糊之论。"清热"还好点儿,"解毒"的"毒"字,其含义就广了:

比如第一,病人体内的外因之毒。我们前面讨论"上火与发炎"时所曾提到的那个少儿因野外玩耍和太阳暴晒而头上长疮。这种疮,就是火疮,在我们家乡又俗称火包,就属于中医的"火毒"之一。

第二,人体脏腑运化失常所致内生之毒。如气滞、血瘀、痰浊,被称为"三毒",即气毒、血毒和水毒是也。水湿内停所生"痰饮"之"饮",也被归为"水毒"范畴;而其他水湿,特别是外湿,习惯上则被称为"湿邪"。广义而言,一切内湿皆为水毒,以别于"六淫"之一的外湿之邪。

第三,药毒,即已进入病人体内的药物之毒,不包括库房、药房毒药之毒。需要说明的是,病人体内的药毒本身,可以再分为三个小类:一是正确服用药物之毒(包括外用药物进入人体之毒在内,下同);二是误服误用药物之毒;三是反应之毒。后者,即反应之毒,既有医生治病特意使用的反应之毒(如"海藻玉壶汤"所用的甘草反海藻等),也有意外之毒,即药物进入人体后出乎预料反应之毒。除此之外,还有药物与食物发生反应所生之毒等等,亦属此类。

　　显然,到此为止,还没有包括进西医和现代科学所说的病毒。中药肯定能杀病毒,但是由于中医没有病毒的概念,所以,即使不小心把病毒给杀了,也是捎带的。

　　其次,中医的解毒药,有的杀病毒,有的则不杀或不一定杀。

　　比如甘草,虽然与海藻、大戟、芫花、甘遂等药反应会生大小不等之毒,但其本身则是一味很重要的解毒药。《药性赋》说它"和诸药而解百毒",应非虚言。但是据我所知,甘草没有杀病毒的本事。

　　再比如绿茶,其解中医所说药毒的能力是确定无疑的,但却没有杀病毒的功用。

　　还有一味中药,叫石菖蒲。虽然它并不以解毒药名世,但其对于甘草与大戟反应所生之毒,却有一定的解毒能力。(详见《名老中医黄英儒用药经验》,第 56 页)而它究竟有没有杀病毒的功效?目前为止,未见报道。

　　解药毒之毒的队伍里面,杀病毒之可能性最大的,是药食两用的绿豆。

　　解气毒、血毒和水毒等"三毒"之药,基本上没有杀病毒的功用。

　　在上面提到的清热解毒药中,确定有杀病毒能力的中药是野菊花。此药大苦大寒,并且碍胃,但它既是中医清热解毒之药,又能诛杀相当一部分西医和现代科学所讲的病毒。这种情况,中医人不知道,西医人不相信,中西医结合医生既知道、又相信,但却总想将其与西药一起结合使用,却不知盲目结合之弊。

　　总之,中医的清热解毒是个大而概之的概念,与西医和现代科学所讲的杀病毒,不是一回事。而中药杀病毒之所以属于超医学的范畴,并成为其第二亮点,因为它也是一种选择医学,即选定了中药来杀病毒。

　　树立"中药杀病毒"的理念,具有重要的实践意义和临床价值。

　　比如,现实生活中,我们会见到两种情况:

　　一种情况是,一些中医人把流感或病毒性感冒与风热感冒混为一谈,认为其即使不是外感风热,也内有郁热,因而在治则治法上用同一思路,清热解毒。所幸的是,多数清热解毒药具有杀灭病毒的作用。不然的话,可就糟了。问题是,流感或病毒性感冒有时与风热感冒证状相近,有时则大不相同,因为毕竟不是一回事。笼而统之,终非良策。

另一种情况是,一些中医人执拗和拘泥于辨证论治,对流感或病毒性感冒不敢用清热解毒药,因其无外感风热之证或体虚偏阴而畏避寒凉。

表面上看,上面所讲是两种基本相反的倾向,但实际上,其根子都在于缺乏超医学的中药杀病毒理念。目前,市场上行销的此类中成药,从生产厂家、批准机关、销售者到使用者,也都是糊里糊涂,不明就里。有鉴于此,余以为,超医学知识普及之后,或可将清热解毒中成药与反佐、佐平的抗病毒中成药,分而用之。

中药杀病毒,由其与身俱来的天然性和模糊性所决定,不像西医人工研制的化学合成抗病毒药那样明确地指向某特定病毒,这就使其具有极大的应用潜力。

关于禽流感,中药的杀病毒作用是毫无疑问的。在此,我想引用钟南山院士关于板蓝根单方一味药是否有抗禽流感病毒作用的一段话作为佐证,以下是媒体有关报道:

"中广网北京 2013 年 4 月 6 日消息(记者舒晶晶):据中国之声《新闻纵横》报道,现在 H7N9 究竟有多大危险性,并是否会通过人际传播尚存疑虑。与此同时,H7N9 病毒的近亲,甲型 H1N1 禽流感病毒也不甘示弱,截止昨天夜间,深圳、广西、四川、兰州纷纷发现 H1N1 患者。深圳市疾控中心表示,非危重症 H1N1 患者治愈率非常高,市民不必惊慌。但两兄弟联手作乱,使得预防禽流感,已经被广大市民提上日程。

"江苏省卫生厅日前开出预防方子,建议高危人群服用玉屏风散颗粒、板蓝根冲剂、黄芪口服液三类中成药。而甘肃省卫生厅发布的《中医药防治预案》中提出,按摩迎香穴等穴位,能预防禽流感。

"在此推动下,不少市民加入了'预防大军',药店里口罩和板蓝根热卖,按迎香穴成为流行动作。与此同时,网络上却有不少医生、药剂师纷纷站出来表示,板蓝根等中药并不能起到预防禽流感的作用。到底该信谁的? 一有传染病,就检出板蓝根,板蓝根真的能包治百病吗?

"昨天,中国工程院院士、广东省防控 H7N9 禽流感专家组组长钟南山在接受媒体采访时也表示说,他的研究目前只能看到板蓝根对普通流感的防治,比如 H1N1、H3N2,有一定有效成分。对人感染 H7N9 禽流感,他没有研究,也没有查到相关研究,因此无法确认板蓝根对人感染 H7N9 的预防有效。这次疫情还是新生事物,现有药物对其预防和治疗的效果,全世界都还没什么研究。因此,他个人不建议盲目服用板蓝根。"

(http://news. sina. com. cn/c/2013-04-06/083826743905. shtml? bsh_bid = 214559999)

本来,钟南山的上述讲法,以及这篇报道本身的基调,都是否定板蓝根能预防 H7N9 型禽流感的,但同时也从侧面证明了其有一定的抗流感病毒作用。而由于笔者本人发明的"禽流克丹"(分A 和 B 两方,可单用或同服)所使用的则是"十面埋伏法",其效果更好自不待言。

关于"非典"即 SARS 病毒是否可用中药来杀灭,回答是肯定的。

首先,我敢说,中药在预防非典方面绝对是有效的。因为,当年,我曾亲自在电视上看到钟南山院士接受记者采访时曾说:我们的医护人员每天喝两包板蓝根冲剂,效果很好,虽然每天接触那么多病人和疑似病人,但到目前为止无一人感染。这与其他医院的情况,形成了鲜明的对照,表明此类中药确有抗 SARS 病毒的作用……(大意如此)。

其次,可以推论,既然板蓝根冲剂有抗 SARS 病毒的能力,那么,复方板蓝根制剂(即板蓝根加大青叶)的效果应当更好,因为它们两者合起来属于全草,疗效更佳是毋庸置疑的。

其三,如果复方板蓝根有此功效,那么,添加黄芩、连翘、野菊花、金银花、忍冬藤、蒲公英和(或)贯众之后,效果无疑还会更好,因为这些中医所谓的"清热解毒"药,经适当配伍后,具有相当强的杀病毒能力。甚至有观点认为,贯众一味药即可治一切时疫。我本人对此持保留态度,但是坚信:各种所谓"清热解毒"药,经过精心选择、合理配伍和科学组方后,一定能够杀 SARS 病毒。

关于杀"猪流感"即甲型 H1N1 流感病毒,中药有效性也是肯定的。这一点,国内已经有许多医院和(或)科研单位做过实验,并已开发出了疗效远超过进口"达菲"的中成药制剂。我本人也曾拟出过"中华 1 号"、"中华 2 号"、"中华 3 号"、"中华 4 号"和"中华 5 号"等备用药方。

最后,关于中药杀艾滋病病毒(HIV),我认为其潜力非常巨大。

目前,国内外都有人在进行研究,最突出的是中药紫花地丁的抗 HIV 病毒作用得到了相当一致的肯定。其他如穿心莲和贯众、蒲公英等常规"清热解毒"中药的抗 HIV 病毒作用,也得到了一些人重视。

现在的问题是,实验室的离体效果,优于人体试验效果。

对此,有人打了一个比方,并据此做出了精辟的论断:虽然酒精能杀灭许多病毒和细菌,但喝酒却既不能治疗细菌感染,也根本不可能用来治艾滋病!

下一步,我本人的考虑是:从以下三个方面加以改进:

第一,进一步加强"清热解毒"中药的发掘和筛选,特别是加强对"秦岭七药"及藏蒙苗壮等少数民族药材抗 HIV 能力的测试和开发。

第二,在上述基础上,进行配伍和组方优选。

第三,在上述基础上,开发新的剂型,寻找最佳的给药途径,或对不同的剂型和给药途径加以调配,打出最佳的组合拳来。

循着上述思路,目前来说,由于缺乏可支配资源,我本人所做的大多属于预备性工作,包括(但不限于)静脉输液药配方、敷脐(贴脐)药配方和乙状结肠给药(灌肠)配方等的前期准备工作。

我相信,经过国人的共同努力,中药抗 HIV 病毒的威力和优越性,一定能显现出来。

八、药毒检验法:超医学的第三亮点

2012 年 5 月,我的高血压复发,自己开了个方子,抓了几付中药回来煎服。头天服药,第二天晨起刷牙的时候,无意中朝舌头上面看了一眼。这一看不得了,结果发现舌面异常,于是大吃一惊,知道糟了:一定是昨天服的药里有毒!

于是,跑去把方子拿来,细细检视一遍,知道问题出在泽泻这味药上,用量为 10 克。

找出原因之后,剩下的几付暂时停用。过了几天,舌头正常后,到药店重新抓药,这一次把泽泻减半,改为 5 克。谁知回来煎服的结果,当天下午就发现了前几天同样的情况。这样一来,就知道即使减半至每付 5 克,也还是不行。从此之后,我就不再使用此药。但凡需要用到泽泻时,我都是尽量规避,或用其他功效类似者替代。其中,比较偏好的是泽兰伍车前草药对,算是勉强凑合。重要的是,先前泽泻的那种毒性则消除了。

2012 年夏季,曾给别人用生芪 60 克、刺五加 30 克和细辛 10 克打粉。然后,将其分为 10 份,每份 10 克。由于细辛的毒性较大,我不放心,就自己率先尝服了一份。结果,服后不久,就出现了与上面所说服用泽泻汤剂类似的毒性反应。

本来,古人素有"细辛之用不过半钱"的说法。这里的半钱,是 1.5 克。但是有人认为,那是针对汤剂而言。至于丸散,则每日 1 克已是多了。因此之故,我后来再用细辛,就慎之又慎,慎到不超过总重 1/100 的程度:权且当作药引子使用,效果还可以。

还是 2012 年夏,我学着用吴株萸研末,敷脚底涌泉穴,辅治高血压。两只脚,总共用了不到 1 克药,外用胶布固定、贴好。一夜醒来,量血压,效果不错,低压降到了 100 以下。再一看舌头,糟了!——与上面所说服用泽泻汤药和细辛丸散的情况一样,中毒了!自此以后,再也不敢轻用吴茱萸,包括口服和外敷任何部位。

2012 年 8 月中旬,我给别人制了一料肛用栓剂,内有丁香 5 克。别人的情况,不得而知,我自己用了一颗,没有发现明显的问题。但我同一时期在信阳市中医院为自己定制的口服丸药中用了 3 克的丁香,回到武汉使用的结果是:每天 10 克,分 2—3 次服,每次 3—5 克,基本上没有什么问题。但若每天一次,每次 10 克,则连服 3 天以上,会有明显的中毒反应。

最近两年,我曾服过含有毒中药的两种中成药,其结果是:如按说明书规定的用量服,有中毒反应;如果每天只服一次,且用量减半或仅只服其 1/3 至 1/5 的规定用量,则疗效仍有,并且比较理想,而中毒表现却基本没有。显然,药厂说明书规定的用量偏大。

这两种成药是:木香顺气丸和龙胆泻肝丸。前者,有可能是因为误用了青木香;后者,其毒性可能来自柴胡、泽泻,以及木通等。

今年(2013 年)春节过后不久,有朋友去台湾旅游,回到武汉,给我送了岛内有名的“杏仁喜饼”。饼子很好吃,但在头晚吃了几口之后,次日即发现中毒表现。不信,又吃,又出现了同样的情况,……如是者三,终于不得不忍痛割爱,将其扔到垃圾桶里了。

虽然如此,我对从台湾旅游回来专门给我送来喜饼的朋友,还是真心感激。为什么?因为,人家本人也吃了嘛,感觉不错才送给我的。不仅绝无恶意,而且还是非常良善和友好的。之所以造成这种情况,是因为:无论台湾的饮食业者,还是大陆去台旅游的朋友,都不知杏仁竟有这么大的毒性!我跟家人谈起此事时,大家都不相信,曰:怎么可能呢?我们还经常把杏仁当零食吃着玩呢。

是的,许多人会把杏仁当零食吃。这里,可能有两种情况:其一,杏仁有两种,一种是甜杏仁,一种是苦杏仁。有毒或毒性大的是前一种,而不是后一种。其二,无论甜杏仁或苦杏仁,都有一个用量大小问题。希望业者和民众,今后对此多加注意。

不久前,2013 年 3 月 18 日,有位山东潍坊的朋友到武汉出差,顺便到江汉大学来看我。我请他在江大园对面的巧巧餐馆吃饭。席间喝的是湖北劲酒,一人一小瓶,即 125 毫升装的那种。结果,这位山东大汉竟然说他不胜酒力,我的喝完了,他的仅只喝了一半。于是,我就帮他喝了另一半。这样,我就喝了 180 毫升左右。这一下,可不得了! 人虽然没喝醉,但是第二天晨起一看舌头,吓了一跳:跟当初喝泽泻汤药的情况差不多。

至此,我算是懂了厂家的电视广告为什么那样说:劲酒虽好,可不要贪杯哟!

发现问题后,我查了下这种保健酒的中药配伍,知道问题出在仙茅上。仙茅,有补肾壮阳之功,但有"小毒"。至于这毒到底小或不小,除了厂家的用量之外,主要取决于消费者的饮用量。根据我此次舌头上的反应来看,每天一次,每次半两(即 25 毫升),应该没问题。

现在,把我上面所说和使用的药毒检验法做一个总的介绍,就是:

无论中药、西药、中西医结合制剂或者食物,也无论给药、给食的途径和方式如何,凡用过 3 小时之后、3 天之内舌面出现任何异常,包括(但不限于)一个或数个圆点、方洞、短线、十字线、一横两竖或三竖交叉如"卝"和"卅"状,色泽鲜红或暗红明显突出而有别于舌面其他部分的,除确信其系不良或不当行为引起者外,都可以断定为中毒所致。

或曰:这样简单的药毒检验法,怎么就与超医学扯上关系啦?

对此,我的回答是:

第一,它与中医、西医、中西医结合的药毒检验法,都不一样,甚至与中医现代化的药毒检测也不一样。

传统中医,几千年来,都是通过观察病人服药一定时间后有无反应及反应大小(如头晕、昏倒、呕吐、恶心、抽搐、震颤、便血、尿血、肚子疼痛、脸面色变、口吐白沫……以及最严重时发生死亡等）来判定某药物或食物是否有毒，并据此对有毒物的毒性大小加以分级的。《中药学》所谓"大毒"、"中毒"、"小毒"和"无毒"等，就是这样确定和分级的。我猜想，造成这种情况的原因之一，可能是古人以铜为镜，不像现代镜面那样能看清舌面的细微变化，致使患者在没感到不适的情况下无法发觉药毒的表现，而亲友和医家在病人没主动诉说的情况下也不会想到去寻问或观察此种异常。

西医和现代科学技术的药毒检测，则是人加仪器化验分析，但以电子技术和理化手段为主，人的观察作用有限。而药物对人体脏腑的毒害，恰恰最易从舌头上反映出来而为肉眼所观察得到；西医和现代科学技术很难测出，除非到达一定程度。中药现代化的药毒检测，亦同。

至于中西医结合专业，则无非是中医的那一套加西医和现代科学技术的这一套。虽两手并用，也无法及时准确地检测出药物对人体脏腑（特别是心肝肾三脏）产生毒害作用的情况。

第二，它是病患双方都可以轻易掌握的药毒检测便捷方法，也因此之故，不致为医家所专有。这样，当患者及家属无论服用中药抑或西药的过程中发现问题时，可以随时中止服药而改看他医，改用他药。

第三，由上述两点（特别是第二点）所决定，此种药毒检验法不仅服务于药种之选择，而且服务于医种之选择，后者即为选择医学。

正因为如此，可以说，药毒简便检验法是超医学的又一个亮点。

或曰：这种药毒检验法有什么用处或实际意义吗？

我的回答是：不仅有，而且很重要。现以两个简单事例来加以说明。

第一个事例，是我河南信阳家乡一个亲戚的孩子，初中刚毕业不久，因其祖母去世，连续3天没休息好，加上是冬天，受寒感冒。

这本属于非常常见的小病小灾,如果给其喝碗姜葱辣椒汤,出一身汗也就好了,或找当地中医开付干姜、苏叶加淡豆豉之类的汤方也行,但其却到西医诊所去打针吃药。

俗话说,"是药三分毒",一点也不假! 西医药本来不适于治感冒,无论是风寒、风热、暑湿或病毒性感冒,都不适合于西医药来治。但是由于人们多年形成的错误认识,总以为西医药可以治感冒,并且比较快。所以,一遇感冒发烧或者咳嗽,就朝医院或诊所跑。医生的处置呢,除了给些口服药外,就是打屁股针或吊针,亦即肌肉或静脉注射,而所用之药,又多半是抗菌素。

这抗菌素,不管别人怎么分类,我则将其分为需要做皮试和不需要做皮试两个大类:

凡是需要做皮试的,包括非注射用的口服青霉素等,都有现场风险大而后遗药毒轻之特点。也就是说,如果不做皮试的话,弄不好就会当场出事:重者死亡,轻者残疾!

相反地,凡不需要做皮试的,基本都是当场没问题,而毒副作用大。

在大医院,由于要求相对严格,做皮试用安全药为其首选。而小诊所则不同,由于其医疗条件差,做皮试不准,等待时间和观察水平都不可靠,尤其是在下午五六点钟以后,自然光不足而灯光会导致医生误判,所以,一般都宁愿选择使用不需要做皮试而毒性大的抗菌素来用。我那位亲戚的孩子,就是被这样的医生给误治的。

由于风寒感冒本来就不是抗菌素所能治好的,所以,等治到病好后,其药毒已经伤害到了肾,不久即查出急性肾炎。后来转到信阳市肾病医院治疗,几个月后出院回家,不久就去世了。

另有一例,是江苏人。患者从小经常生病,病了就去吃药打针。结果,12 岁得了慢性肾炎。10 年之后,也就是在其大学毕业工作后不久,就发现慢性肾衰竭已经发展到尿毒症期。2012 年 6 月开始到医院规律透析,每周 2 次,半年后去世,年仅 23 岁。

以上这两个病例,一个急性,一个慢性,究其原因,则都是西药之肾毒性所造成的。设若当时其能掌握药毒简便检验之法，于第一时间发现问题，并立即停服、停用或停食之，何至于此啊?!

众所周知，中医向来有"上医知未病，不知已病;治已病者，半折半胜"之说。而前面介绍的药毒检验法，正好有利于及早发现并中止有毒药(食)物的服用、食用或使用，有利于将病魔拒之门外，或将其消弭于将成、欲成而未成之际。

讲到这里，联系前面所讲内容，可以看到:所谓"三大亮点"云云，也与"超医学"本身一样，名头很大，实则很简单，也可以说很"小儿科"。但其意义和重要性，则无论怎样估价都不会过分，药毒检验法尤其如此。

九、超医学与医学分工论

前面我们谈到，中西医关系有三个层次，首当其冲的是选择关系，不能用中西医结合来加以概括。那么，这种关系能不能用一种新的理论来加以表述呢?

能! 这种理论就是:中西医分工。

事实上，"中西医分工"不仅可指代选择关系，而且可以把互补或结合关系也包括进来。如果说，选择属于狭义的分工，那么，互补或结合就属于广义的分工。也就是说，"中西医分工论"可以统一概括除替代关系(随便去看哪一种都行)之外的中西医关系。

具体说来，哪些病看中医、用中药，哪些病看西医、用西药，哪些病西医诊断、中医治疗，哪些病到中西医结合医院去看，哪些病随便看什么医生都行，……等等，就是"医学分工论"所要回答的问题，同时也正是前面所说超医学所要研究的内容。

现在，有一个问题凸显出来，那就是:中西医分工，怎样分法?也就是说，三医之分工，由谁来主导?

前已提到，在19世纪"西学东渐"和西医刚进入中国的时候，由于西医登陆中国呈点状散开，相当长时间里形同孤岛，而中医则是汪洋大海。所以，当时，先进的中医人提出"中西医汇通说"，其

"汇通"之法是中医为主导的。这种情况,一直持续到抗战胜利、三年内战和中华人民共和国建立之后最初一段时间。其理论代表,是清末民初张锡纯的《医学衷中参西录》,其前驱甚远,后继甚长。可以说,"中医主导,参酌西医",确实是一个很不错的取向。

问题在于,本来,西医进入中国就呈扩张之势,后来实行中西医结合,本意或有中西医并举之善,但在实践中,"西学中,中学西",学来学去,到如今,经过半个多世纪的中西医结合之后,西医主导中医成为了既定的现实。在这种情况下,超医学的三医分工论,能不能很好地加以推行? 回答是否定的。

由此决定,超医学提倡的中医、西医和中西医结合合理分工,必须扭转和改变西医主导中医的现有局面。

为什么?

因为,中医可以很好地理解和兼容西医,西医则不能很好地理解和兼容中医。也就是说,由于中医和西医属于两种不同的体系范式,因而具有内在的排斥性。但是,相比而言,中医主导下可以充分发挥西医和中西医结合的作用,西医主导下则不可能充分发挥中医的作用。其深层原因,我们待会儿就慢慢明白了。

但要扳倒目前局面,由西医为主重新回到中医为主,又谈何容易? 所以,本绪论这一部分内容和篇幅畸重畸多,就在所难免。

为便于读者理解和把握下面将要阐述的思路,做到心有底数,在此先简单交待三点:

第一,中医也和西医及中西医结合医学一样是科学的,或者说,有其科学性;

第二,中医的科学性不同于西医和中西医结合,是独特的;

第三,正是这种独特性,决定了中医相对于西医和中西医结合具有内在和先天的优势,因而应处于主导地位。

请允余试论之。

中医的科学性,体现在理法方药各个方面,但医理第一。中医之理,大的讲是天人关系,阴阳五行,而就人之生理来说,主要是脏腑、经络、气血等等。由于我是现时代人,受过现代科学熏陶,所以我所理解和在此阐述的,已有中医现代化的成分。

比如,在我看来,人的生理结构有三进三出、3个通道:

其一是物道。食从口入,经食道入于胃,脾主运化而胃主受纳。胃消化后,入小肠吸收并进一步消化;然后,入大肠吸收,主要是对水分进行干燥处理,糟粕自肛排出。营养自口入胃肠吸收,是为物运。

其二是水道。水食同路,自口入于胃,然后经小肠、大肠一路吸收,干物(即固体垃圾)以大便形式出,一如上述。此时,一切物料和水中的营养都均已液化,并经腹膜和消化道上皮细胞渗入血管,成为血液。营养由血输运全身,是为水运。

血,有3套循环,准确说为4套:

第一是肺循环,又称小循环,即由心脏泵出,经动脉入于肺,与气管入肺之气体交合。就像母鸡与公鸡交配后所下的蛋是"受精卵"一样,此时的血液成为了"受气血"、"气化血",即含有新鲜氧气的"气血合一体"。

第二是体循环和心脏自循环。前者为大循环,输布全身并回收垃圾;后者即自循环,小小循环(又称为"冠状循环"),相当于电厂用电和水厂用水,也回收垃圾。

第三是肾循环,虽然也会吸收一些营养,但主要是生成尿液,将液体垃圾从尿道排出。

其三是气道。这在上面已经讲到了,口鼻吸进氧气,在肺里与血液交合后,将气体垃圾即血液从全身带回的废气(二氧化碳)排出体外。营养以气入肺合血,是为气运。

至此,人体固态、液态和气态三种形态的物质循环均已完成。

其循环过程,理论分析时抽象地说,逻辑上有先后次序,然而实际上,人于母腹中形成胎儿起至百岁之年,所有这些循环过程都是连续不断和同时进行的,无法分出主次先后。

讲到这里,中医的科学性就凸显出来了。

比如，第一点，所有或整个血液循环的动力在于心脏和动脉之动，而心脏的起搏（pace-making），西医认为是细胞的作用，中医则认为是气推动的。

何者更科学？明摆着的！

以余浅陋之识，粗知有形之气自口鼻入，至肺泡与血交合，吸进呼出，就结束了。但无形之气，这才开始，并与血液一起周布全身，是谓"气血周流"。顺便说，"气血"二字，《内经》多处讲的是"血气"。虽然二者有别，亦可相互指代。

再比如，第二点，中医承认"心主血脉"。

如《内经》曰："肺主身之皮毛，心主身之血脉，肝主身之筋膜，脾主身之肌肉，肾主身之骨髓。"（《素问·痿论篇第四十四》）又云："经脉者，所以行血气而营阴阳、濡筋骨，利关节者也。"（《灵枢·本藏第四十七》）但是同时，中医又讲"心主神明"（《内经》原文为"心者，君主之官也，神明出焉"。《素问·灵兰秘典论篇第八》）。西医和现代科学只承认人的左右脑分工，认为左半脑主抽象思维，右半脑主形象思维，但却不知道心脑分工。对此，我在《内经新编》第 4 章之篇首按中明确指出："所谓'主神明'者，非'主思维'，而"主情志"也。盖心脑之分工，为脑主思维，而心主情志；脑主理智，心主情感。是以人之情商（EQ）决定于心，而智商（IQ）则决定于脑。"〔详见该书（新华出版社 2012 年版），第 61 页〕

依此推论，心脑既然有此分工，必定会有联系机制。故脑为总参，而心为中枢；脑髓思考，而心神定夺。故理智虽可管控情绪，情绪更常影响思维而主导行动。简而言之，聪明与否，取决于脑；良善与否，则定于心。也就是说，人的认识能力和思想水平虽与智力高低和知识多寡有一定关系，但脾气、性格、性情、情绪、思想、灵魂和精神境界等，则主要取决于心，而不是脑。上海人精于心算，"小九九"打得好，与脑有关；但上海之善者，也一样地心灵纯净、心胸开阔、行为高尚、为人正派，这就是由心所主导和决定的，与左右任何半脑的思维能力（智商水平）都没有关系。西医和现代科学昧于闻见,不见不算,不予承认。是为憾。

再比如,第三点,重神与否,高下立判。

世界上究竟有没有神?——几千年来,没有定论。但人的体内有神,则确定无疑。

医经有言曰:"得神者昌,失神者亡。"(《素问·移精变气论篇第十三》)虽然此处所说的"神"是广义的,或有多种内涵和外延,可以作出多种解释。但狭义之神,即"人作为人"之精神和灵魂,则无疑是存在的。西医对此全然无知,枉为科学!

试问:天下无精神、无灵魂之人,何曾有之?!

或曰:上述随手所举中医科学性的这些方面,有临床意义吗?

答曰:有。

比如,第一,气行血行,气血同行。

气有四病,血有四病。气之四病为气虚、气滞、气机逆乱和中气下陷,血之四病为血虚、血瘀、血热妄行和血冷寒凝。

这样,在临床治疗上,即可气虚则补、气滞则理、气逆则调、气陷则升提,相应地,血虚则补、血瘀则化、血热则凉、血冷则可温其脾肾而暖之。如此看来,虽然四者不能做到一一对应,但气血同虚、气滞血瘀、气逆血热和气陷血冷的相应关系,多多少少还是存在的,因而可以气血同补、气血同调。

又比如,第二,心主神明的内容很多,其中之一是人的"脾气"主于心而疏于肝。

肝属木,心属火。根据中医五行生克律,木可生火。故肝木疏泄适度,有益于心之所主情绪的稳定,而避免其过或不及。疏之不及,则心情郁闷;疏之过度,则肝火旺,导致心中不良情绪爆发,动辄无故发雷霆之怒。所有这些,都与大脑没有关系,只能从肝论治,不能从脑论治。

再比如,第三,承认人体内有心神和灵魂,则一事当前,凡是确属精神因素所致之病,即可通过精神治疗加以解决,包括祝由、呼唤或劝慰、开导等,没必要非得施用药物或理化方法。

上面所说的心理治疗或精神疗法,西医和现代科学虽在理论上不承认其科学性,实际采用则屡有报道。临床所见昏迷者或植物人,在亲人持续爱抚、呼唤下苏醒和恢复知觉,即为明证。

本书开头部分,我曾提到中医、西医和中西医结合三者都有现实的合理性。其实,此种合理性,就是以三者都有科学性为前提的。

在许多人看来,由于西医产生于现代科学发达的西方,不仅应用的是现代科学方法,而且本身就是现代科学的组成部分,因而其科学性毋庸置疑。而一谈到中医,就想当然地认为其不科学,甚至认定其为"伪科学"。

然而实际上,中医本身也是科学的,只是其科学性不为一些人理解罢了。

比如,从中医的角度看,人体有如精密的机器,脏腑是其内部机关,津即水液为冷却水和润滑油。当然,水还进入血管流动,自不待言。如果人的机体偏阳,阴虚火旺,失制而亢,则易将水耗干,出现口渴、便秘、血液粘稠等各种症状;反之,如果偏阴,特别是肾阳亏虚,命门火衰,则易水湿内停,出现湿注下焦或湿困中焦。胃恶燥,脾恶湿。故湿困中焦,则易伤脾;脾失运化,则生痰浊。痰湿互结,麻烦丛生。

另一方面,五脏六腑中,肝主疏泄,为多种内伤病的发生之源。虽然肾为先天之本,脾为后天之本,脾肾二脏为健康之本,但若肝失疏泄,肝郁气滞必致血瘀,气血郁滞则周流不畅,若与前述痰湿互结,则生百病矣。

这里,顺便指出以下几点:

第一,中医所谓"气滞"者也,不等同于肺与气管呼吸受阻,而主要是指无形之气阻滞于经络。

第二,所谓"血瘀",不等同于血管之血循环受阻,甚至也不等同于毛细血管中的血行不畅,因而可能影响、也可能并不影响毛细血管中运行的血液汇入静脉,流回心脏。也就是说,中医所谓"血瘀"者也,除毛细血管外,还指微循环和超微循环水平的血液行滞。

第三,中医所谓"痰浊"者也,不等同于外痰、明痰,显性之痰,而是更指隐性内痰、暗痰,不可见痰。显性之痰者,有广狭义之分,广义包括痰和饮二者,合称"痰饮",其中:稠为痰,稀为饮;浊为痰,清为饮;气道为痰,水道为饮。狭义明痰,则不包括饮。至于内痰、暗痰,不可见痰,后面还要讨论,这里不多讲了。

第四,前面所说"水湿",主要不是指的外湿,而是内湿,即体内运化失常所致。所谓"水湿内停",就是人体水液相对过多(偶尔也可能绝对过多),超过人体正常所需,或正好为其所需,但因阳亏而运化不开,遂成湿患。此种湿患,其有形者,与前面所讲痰饮之"饮"是一回事,属部分重合(overlapping)关系;其他,则为无形之湿,如湿热下注为患阴部(致男子前列腺炎和女子带下病等)之湿,及湿困中焦而伤脾碍胃阻遏肾阳之湿等是。

对于西医人来说,中医"偏阳者液干,偏阴者水湿"的科学性是较好理解的,因为与感冒发烧体内有热而耗水较多的原理差不多。而中医的"肝郁气滞,气滞血瘀;痰瘀互结,百病由生"之说,则不易为其所理解和接受。

顺便指出,中医的"水液运化论"与"气血周流论"两个方面是统一的。不同的只是,"水液运化论"较突出地强调肾脾二脏,而"气血周流论"则较突出地强调肝气适当和适度疏泄的重要性、必要性及对血液周流的影响罢了。

设想一下,如果没有水液运化,哪里能有气血周流? 反之,如果没有气血周流,水液运化又何从谈起呢?

就生理而言,水液运化与气血周流的统一性,在于水气同源,因而可以相互转化。就病理来说,由于气液形异,且气轻而液重,故气易上逆,而液易下注。又由于寒易凝滞,故寒湿多困于中焦,而湿热则多注于下焦。故为医者,上焦多治其气,下焦多治其湿,而中焦多治其寒。

可见,中医并不存在科学不科学的问题,只存在此种科学性是否为人所了解、理解、认识和接受的问题。

我向来认为,中医的科学性是一个深刻而浅显的真理。

其深刻性在于,它揭示了人体生理气血阴阳的本质关系及与其相关的脏腑功能和经络运行的内在规律。

其浅显性在于,它来源于生活,应验于生活,是普通百姓在日常生活中就能体会和感悟到的真理,因而可通过取象比类来加以阐释,不像西医那样非得开肠剖肚才能说清楚!

比如说,阴阳,月日之光,一阴一阳。多么浅显的道理呀!

还有,中医人都知道"阴养于内,阳卫于外",与其同时,阴也有一定的卫外作用,阳也有一定的养内作用。

就御外而言,阳气壮者,可御风、寒、湿三淫;阴血足者,可御暑、燥、火三邪,并可滋润肌肤。

就温养而言,阴盛阳衰会导致许多问题:脾阳虚者,易生痰浊;肾阳虚者,会生水湿;脾肾俱虚,则痰湿互结。

这,就把深刻与浅显统一起来了。

然而,现实中却是一番奇特现象:一方面,对于没有偏见的普通人来说,中医原理是秃头虱子——明摆着的;另一方面,偏执的西医人和科普作家(如方舟子先生等),则由于中医概念不好把握而否认其科学性。所以,每想到此,都会使人唏嘘不已!

前面提到,水液运化与气血周流,此二者是统一的。那么,其联结机制是什么呢?余以为就是:气化血为精,精化水为气。气——血——精——水——气,……生化不已。这其中,就蕴涵着中医生理学(特别是藏象学)的奥秘,并成为理解中医病理、掌握诊疗之法的钥匙。

为了便于读者朋友对中医的科学性能有更多的了解和理解,我想续接前面话题,重复其中部分内容,以与病理结合,再作探讨。

前已说过,肺司有形之气,气管是其主要通道;食管、胃、小肠、大肠是固体和水液主要通道;血管,则是血液的主要流通管道。之所以说"主要",则是因为:血管之外亦或有血,正如气管之外亦或有气一样。

血液由细胞组成,除细胞内的氧化过程外,细胞与细胞之间亦有气运行。血液由心脏泵进泵出,经过动脉、静脉进行循环。

人体经络,不仅是无形之气的运行通道,同时也是气血运行并通过微循环周布全身的路径。胃主受纳,脾主运化。饮食所给各种营养,通过小肠加以吸收,未尽部分(主要是水分)继之以大肠(包括乙状结肠)加以吸收。至此,糟粕自肛排出,而各种营养则均已液化,透进血管,溶入血液,经心至肺,与气交合,……最后流过肾脏,生成尿液,排出体外,一如前述。

肺的特点在于,它是气血交合之地,具体部位是肺泡和毛细血管。肺循环的血管包括肺动脉、毛细血管和肺静脉。肺动脉内的血液为静脉血,这一点可以说是肺动脉非常独特之处,它是人体中唯一运送缺氧血液(静脉血)的动脉。心脏右心室的血液经肺动脉到达肺毛细血管,在那里,可以同吸进肺泡的气体亲密接触,进行面对面的交媾或交合,排出二氧化碳,吞进新鲜氧气。此时,原来的静脉血变成为鲜红色的动脉血,经肺静脉回左心房。肺静脉的奇特之处在于,它是人体唯一运送富氧血液(动脉血)的静脉。

人体血液循环的动力,来源于心跳。所谓"心跳",就是心脏有节律的收缩与舒张。心脏一次收缩和舒张,称为一个心动周期。它包括心房收缩、心房舒张和心室收缩、心室舒张4个过程。血液的循环是由于心脏"泵"的作用实现的。组成心脏的心肌,由于中医之气的作用,可以有节律地收缩和舒张,致使心脏搏动。

其工作原理,与我们日常生活中炉子上的水烧开时壶盖会一下又一下地规律跳动之原理相似:水沸汽足,将盖顶起;盖起汽泄,自会落下;盖落汽闭,复顶盖起,盖起汽泄,复又落下……这就与汽车发动机的二冲程或四冲程工作原理非常相像了。

原来,人的心脏是一个中空的器官,其内部分为4个腔。上部两个为心房,由房中隔分为左心房和右心房;下部两个为心室,由室中隔分为左心室和右心室。左右心房之间,左右心室之间互不相通,而心房与心室之间有房室口相通。房室口和动脉口的瓣膜,是保证心腔血液定向流动的装置。

当心室肌舒张时,房室瓣(二尖瓣和三尖瓣)开放,而动脉瓣(肺动脉瓣,主动脉瓣)关闭,血液由左、右心房流向左、右心室;相反地,当心室肌收缩时,房室瓣关闭,动脉瓣开放,血液由左、右心室泵入主动脉和肺动脉。这样,就形成了心脏内血液的定向循环。也正是由于房室瓣和动脉瓣的开开阖阖,使得气推血行在心脏和动脉部位能够形成有节奏的律动。

总之,当心肌收缩时,推动血液进入动脉,流向全身;心肌舒张时,血液由静脉流回心脏。所以,心脏的搏动推动着血液的流动,是血液运输的动力器官。而其真正的动力之源,则是中医之气。

除了心脏起搏之外,毛细血管及其超微末端,更是由无形之气推动其运行。毛细血管将血液中的各种营养成分送至全身各个角落,并将体内垃圾带回,汇合为静脉,小静脉汇合为大静脉,返回心脏,构成一个回路,然后再从心脏进入肾脏,进行肾血循环,生成和排出尿液,完成整个血液循环,一如前述。显然,中医所说"气行血行",除了推动心脏起搏外,也包括微循环和超微循环中的气血同行。

现在,对我们来说重要的是,在此气血交互作用的过程中,气化血为精,使肾气充盈,而血为能源;肾精,反过来化水为气,则为生命不息的动力。一旦肾衰精竭,则会水湿内停。如体内有热,则成湿热(温湿);若体内有寒,则成寒湿。其注于下焦者,易生男女诸疾:男为前列腺炎,女为经带疾患,或寒或热,缠绵难愈。其困于中焦者,易伤脾,碍运化,生痰浊,致百病。

肾为本者,精之生也;谓先天者,不惟生就而成,实有赖他脏资其养故也。

脾为本者,与胃互为表里,全身所需皆赖其所给;谓后天者,非生而后成,盖其始终有赖饮食为源故也。

然而,心肺脾肾如此重要,却离不开肝脏之主疏泄,经不起疏泄失当。疏泄太过,则肝火旺,旺则可损毁其他一切;疏泄不及,则郁。夫情志者,生于心、主于神而疏泄于肝。肝郁则气滞,气滞则血瘀。若此,则气不能化血为精,精不能化水为气,而致水湿内停,脾失运化,则生痰浊……整个链条都受影响。是以痰瘀相关、痰瘀互结,并与水湿(寒湿或湿热)同结,百病由生。

此所谓痰者,非惟外痰、明痰。为害甚者,主要为内痰、暗痰。此痰,入经络,则阻滞气血运行;入血中,则影响血压、血脂、血糖,损害心脑血管和肾脏健康;入心窍,则迷心智,并致情绪抑郁和情志不畅,后者又反过来造成肝郁气滞,……恶性循环。所有这些,早已得到无数中医临床实践的检验和证实。

由此可见,虽然中医个别概念有些玄虚,不能用西医和现代科学方法诠释,但其气血阴阳一整套学说,是很科学的。

当然,世界上,承认中医科学性的人不多,否认其科学性的人不少。甚至在中国,像方舟子这样的科普学者,也是一直对其加以非议的。但中医的科学性是客观存在,不是谁想否定就能够"否"掉的!

今天,我之所以敢这样说,是因为:中医学也与其他自然科学一样,是客观现实的反映,是人类对于自身与自然之间真实关系(天人关系)的认识和描述。那种企图把中医仅仅当作文化或人文理念而不是自然科学的说辞,如果不是别有用心,就只能是无知的表现。

以余之见,中医当然是一种文化,有着浓郁的悲悯情怀和人文精神,但它同时也是科学,并且不是人文社会科学,而是实实在在的自然科学。

从以上冗长的叙述和分析来看,中医是科学的,只是中医的科学性比较独特,仅此而已。

中医科学性的特点,在于其整体性、关联性、层次性和系统性。

"整体大于部分之和"这一现代系统论的重要原理,同时就是古今中医学一脉相承的基本原理。

不仅如此,笔者在学习中医藏象和生理学的过程中,通过对人体脏腑、经络、气血、精津、元神的温故习新,又在"整体大于部分之和"这一系统论原理之外,有了新的体悟和认识,那就是:"整体与部分各有其用。"

当然,作为一种客观事实存在本身,"整体与部分各有其用"并非新事物。但因其为新近所得,所以,其启示和意义不可小视,主要有三点:

第一,整体之所以能有效地发挥机能,有赖于所有各部分都各司其职;任何一个部分出了问题,都会影响整体的机能和效能。

第二,组成整体的各个部分,除了服从和服务于整体之外,也都有各自的特性展示,并因此而各有所长、各有所短;各有所正,各有所负。也就是说,各部分都有其需要特别"关照"的地方,弄不好会各有所病。

第三,用以治病的中医药方,不仅有方药的整体作用,而且,组成该方的各味药物也会有各自独特的分作用。这就提示和提醒医者,不能因为方药的整体性而忽略其局部性,特别是其所含毒性。

讲到这里,如果我们离题稍作深度研讨的话,就会发现:

虽然中医人"整体优,局部即无忧"、"整体忧,局部势难优"的理念很好、很对、很深刻,但无论外科,还是内科,也有一些病不是或不一定是整体原因所引起的,或至少在开始时,是起于局部,久而久之才影响到整体的。

另外,还有一些病,其发生、发展和扩延,基本上只有量的改变,没有质的变化,更不致引起全身性病变。

比如说肺炎,一开始往往是上呼吸道的细菌性或病毒性轻度感染,延误不治或治而不当,才发展为下呼吸道感染,致使上肺叶、继之则下肺叶出现感染和炎症,遂成常见的典型性肺炎。即便如此,仍不能认为是全身性问题。

再比如说,胃和肠道不适,起初都可能是典型的局部性病患,不一定一开始就需做整体性调理。只有当其进一步发展而得不到控制时,才有可能引起质变。这种质变会不会发生,在较大程度上取决于人的整体素质。

所以,我认为,有一句话说得好,叫做"实事求是"。医生为病人诊疾治病,就必须实事求是:

有些人,有些病,确实是因为其身体的整体素质或机能不佳,免疫力低,抵抗力差,以至于出现整体或局部性的各种病变。对于这种情况,就得首重整体性调理,然后再考虑局部对策。

相反,有些人,有些病,其整体素质和状况本来不错,只是由于局部疾患未能得到妥善的处理和有效治疗,才发展成为全局性的问题。对此,就需要一分为二:首重局部控制,继之则全局应对。

总之,并不是世上所有人、所有病都需要整体视之。

由此,就反证了西医的科学性与现实合理性。又由于中医和西医都有科学性、合理性而却都不能包打天下,这也就引出了对中西医结合医学的科学性和现实合理性的考虑。

当中医、西医和中西医结合"三医"都有科学性和现实合理性时,"三分天下,分工合作"的关系和格局也就确定了。超医学的出现,既可谓正当其时,又可谓任重而道远。

其任务就是:对本绪论开头所说的"盲点"加以弥补,促使中医、西医和中西医结合三种医学之合理分工新格局的形成。

至此,我们看到,中医、西医和中西医结合各有其理,各有其科学性;而中医的科学性不同于西医和中西医结合而更有其独特性,此独特性就在于其天人观、整体观和系统观。

由此,也就决定了:中医、西医和中西医结合,此三者之分工,应当和必须由中医来主导。

十、超医学的体系与内容

超医学是选择医学,且主要和首先是医种选择。

因此,就其体系来说,应当是家庭预诊加专业预诊,分上下两部分:

上部分讲家庭预诊,目的是使一般民众知道一病当前到哪、找谁给看病去。

下部分讲专业预诊,其作用有两个方面:一方面是当病人见了医生,或被送到医院之后,由经过专门培训的专业预诊人员对其进行二次预诊(即再预诊),以便对病人或其家属的初次预诊进行确认,万一有错可及时纠正,建议其改投他处;另一方面,当病人及其家属的初次预诊被确认正确之后,专业预诊人员可利用自己的专业知识,将病人指示或"分检"(分流、分配、指示)到其所应去的具体科室。

某种意义上说,专业预诊人员多少有点类似于目前各大医院的"导医",但有所不同。此点,我们后面还会讲到。

现在,需要说明的是:虽然家庭预诊加专业预诊这种两分法,可以成为超医学的完整体系,但是由于我本人23年来主要是自学传统中医,对于西医、中西医结合和中医现代化知之甚少,加上更重要的一点,即前面讲到的中医相对于西医应具有主导地位和作用,所以,我倾向于综合性的超医学教材采"三分法"体系,即由家庭预诊、专业预诊和中优病之治三部分构成。其中的家庭预诊部分,由于有时需要采取一定的医前措施,而不能像在医院那样完全推给下游的接诊人员,故第一部分"家庭预诊"可暂定为"医前之医",但内容仍主要是家庭预诊学。

前面提到,医院的专业预诊可能会涉及到对病人或其家属此前所做家庭预诊的再确认和再预诊,那么,这是否意味着家庭预诊与专业预诊这两部分的病种项目是一样的呢?

对此,我的回答是:可能一样,也可能不一样。最大的可能是,部分一样,而另部分不一样。

也就是说,如果家庭预诊与专业预诊的病种相同,那么,后者一定是比前者所讲更深、更专业。而如果某种疾病由其本身的特性决定,在预诊阶段不适于或不需要作很深入的研究探讨,而只须对非专业人员稍加解释即可以很容易进行医种选择的话,那么,可以肯定,它将仅只出现在家庭预诊即"医前之医"部分;相反,如果某种疾病由其本身的特性决定,即使在预诊阶段,也不适合给于非专业人员了解和理解,那么,很可能,它仅只出现在专业预诊这一部分。

这就意味着,只有那些既可以向非专业人员作简单介绍,又可以由专业医生作进一步研究,从而在医种选择上做出正确和更加正确之决定的病种,才会同时出现在第一和第二两个部分,或同时出现在《家庭预诊学》和《专业预诊学》两本书中。

至于第三部分——《中优之治》,其主要内容,应是我所致力研究的《中优诊疗学》的内容。

讲到这里,我不得不承认,对中优何优与中医之治的问题,还需要另做深入研究,因为会同时涉及到医前之医、专业预诊和中优之治三方面内容。这就意味着,在《家庭预诊学》、《专业预诊学》和《中优诊疗学》这些独立成册的专著或教科书中,都会涉及到中优何优、何为中优的问题。

顺便说,虽然表面上看"中优何优与中医之治"所涉及的似乎仅只是中医、西医和中西医结合"三分天下"之格局的一部分,但却实际上涉及了其全体,并因此而成为超医学的核心课题。

这就意味着,一旦我们清楚地知道了中优何优,知道了哪些病适于中医诊疗,并且知道了怎样去诊疗,那么,哪些由西医、哪些由中西医结合去诊疗的问题,也就可以迎刃而解了。

十一、超医学的意义和作用

超医学的创立,其意义在于:终结了中国医学的五次大综合,迎来了跨体系医学和选择医学的新时代。

超医学的作用在于,它是一种选择医学,因此,可帮助国人(将来的话,也包括外国人)一病当前在中医、西医和中西医结合三者之间做出妥当的选择和正确的决定:投对门,找对人。

比如,随便讲个例子吧:像因为"肖方案"而一度闹得沸沸扬扬的先天性脊柱裂脊髓脊膜膨出大小便失禁，据我所知，目前为止，可能只能看西医泌尿神经外科，通过做"肖氏反射弧手术"来加以治疗。中医和中西医结合，到目前为止，尚无突破性进展，因而不适合于前往就诊。

由于医疗涉及医患双方，所以，超医学的作用具体表现为以下三点：

第一，对医院和（或）医生来说，可借此明了哪些病种应当或可以由自己（本单位）来接手诊治，哪些则应归于别人或别的单位；

第二，对患者和（或）其家属来说，可借此明了一病当前应到哪儿、找谁给看病去，一如前述；

第三，对那些自己和亲人都无病无灾身体尚好的天下人来说，可借此学会未雨绸缪，善治未病，或懂少许医前之医，或能处理些处于临界点的亚健康问题而善治欲病。

除此之外，超医学的诞生，还能促进医学教育及医疗体制的改革。

超医学对医学教育改革的要求是：

除本书外，还需要组织人员编写《超医学概论》、《超医学教程》，以及分门别类的《家庭预诊学》、《专业预诊学》和《中优诊疗学》等教材。

与其同时，中医、西医和中西医结合医学的教科书，则相应修改：总论部分，要讲自己的优势和劣势；分论（即分病论治）部分，则可少讲或不讲非优势病种。

超医学对医疗体制改革的要求是：

医学教育和培训机构，需开设超医学课程，可能的话，应开办预诊学专业，培养高中级预诊医务人员。

体制上，各乡镇、社区及其以上各正规医院，都应设立独立的预诊科室，配备专门负责预诊工作的医务人员；条件不具备的，至少应有一名懂得预诊学或超医学知识的兼职大夫。

但是需要明确的一点是：预诊，不同于导医。二者有两个显著区别：

第一，导医的专业知识较浅，往往是由层次较低的医务人员，甚至是非专业人员充任，责任较轻。而预诊人员则是专业精深的专门医生，任务就是指导和指示病人或其家属正确择医，负有较大责任。虽然不能说预诊失误与医治不当有直接的关系，并因此而受连带处罚，但是至少，会受到其下游接诊人员的抗议和抵制，更可能会受到病人及家属的举报，从而使其在医院内部考评中受到处分。

第二，导医仅只能帮助病人了解其所要去的科室，有答疑、介绍和提供咨询服务的作用，但充其量相当于参谋不带长，其意见没有什么权威性，不必一定遵照执行。而预诊就不同了：其所做出的预诊决定，除非明显的判断失误，否则，病人和家属理应照办和执行，下游接诊科室也有接手诊治的义务。

超医学对广大民众的要求是：

学点《家庭预诊学》，懂得"医前之医"常识，用超医学理论武装头脑，做一个清醒的患者或健康人。

我们的口号是：超医学，超越者！

第三部分 《内经新编》按语

一、序言结语

本草民曰:真人至圣,不能及也;尽趋近之,或可成也。

然则千仞之高,起于垒土;万里之遥,达于行足。摄生养命,防疾治病,千头万绪,必有所宗。其所宗者,惟有医经。黄帝内经,是为根本。是以人非圣贤,学之可也;医籍浩繁,读之可也。繁而能简,善莫大焉;执简御繁,吾所期焉。

期可得乎? 吾不知也。或需时日,姑且待之。

二、第 1 章按语

余按:世人皆知"阴阳互根,阴阳互生;阴阳互制,阴阳互动",或未知其"互根"为本,"互动"为要也。设无"互根"之本,何来"互生"、"互制"与"互动"哉? 而若无"互动",其"互根"又有何意义哉? 至于"互生"与"互制"关系,至陈士铎提出"阴阳颠倒论",更趋完备,可作参考。此与下章余按所讲五行生克关系,略有不同,诸君且察之。

三、论"阴平阳秘"

余按:所谓"阴平阳秘",就是阴阳和合,大体包含两方面内容:一是阴性之平;二是阳性之秘。

所谓阴性之平,就是无偏胜、无不足,既无拖累或拉低阳者之弊,亦无阴盛阳衰而成欺凌阳者之势。是为阴平。

所谓阳性之秘,这个"秘"字,则有三层含意:

其一,秘者,密也,即亲密接触、相依相偎。此第一层含义也。

其二,秘者,结也,即不仅亲密接触,而且还结合起来,融为一体。此时,阳受阴之制(约束、束缚)而不离散,与阴者水乳交融,有如韩国国旗(阴阳鱼)之图形所示"你中有我,我中有你",亦即"阴阳互含"之意,有如现代男女相拥而吻。此第二层含义也。

其三,秘者,闭也,即封闭、遮蔽、庇护、保护之意。就保护对象而言,既护阴者,亦护阳与阴之密、结关系。此第三层含义也。

进一步说,这第三层含义本身,又有三个层次的含义:

一是具有卫外功能和作用;

二是具有强大、刚强的守护能力;

三是本性使然(就物而言)、责任所在(就人而言)。当然,人之责任也是建立在物之本性基础之上的。

显然,这三层含义,也是层层递进关系:

首先,阳对阴有卫外功能,这是基本的出发点,舍此一切无从谈起;

其次,阳之卫外功能,依其强大、刚强得以发挥,否则徒有理论功能,弱不能用,等于无用;

其三,阳之卫外功能及其刚强、强大,皆源自于阳者本性(客观存在)以及责任(主体自觉)。

阴平阳秘的总特点是:谁也吃不了谁,谁也离不开谁。阴阳双方相互依赖、相互支撑、相互排斥、互相拉近,其要义,就在"互根、互生、互制、互动"8字之中。

阴阳和合之奥秘在于,双方彼此高度依存、深度介入。设若阳不侵犯、阴不招惹,阳不触动、阴不搭理,恩怨两清、情断义绝,"谁也不欠谁的",那就完了。

可见,阴阳实际上是不能平衡的。阴阳一旦平衡,就会井水不

犯河水,就是阴阳离决,死路一条。而所谓的"动态平衡"之说,也只有在下述意义上,才能成立,那就是:

在互补、互制的交互作用中,阴阳各在对方控制和影响力所及范围内不断地超越对方又被拉回,从而始终不离不弃,呈现良性互动之态势。

顺便指出,阴阳互补,既可归于"互生"的范畴,亦可归于"互动"的范畴。盖"互补"之表现,主要是阴以其柔而养阳,阳以其刚而护阴。阴养阳时,阳亦养阴,而以阴养阳为多;阳护阴时,阴亦护阳,而以阳护阴为多。这样的互补关系,就不仅互养互生,而且互护互动。但是毕竟,"阴养阳"而"阳护阴"是主导性的。

因此,阴阳所谓"动态平衡",就是阴阳始终处于"不是你欠我,就是我欠你"的失衡状态,但又可以基本不借助外力干预而能够摆平。

一旦阴阳任何一方偏盛,或者不足,那就麻烦了。

阴胜于阳,超过阳的护卫和制约能力,阴阳关系就"动而不平":阳不能护阴,阴亦不复养阳,而是凌阳、侮阳、欺阳、损阳,至阳耗尽而阴自灭。

阳胜于阴,超过阴的滋养和制约能力,阴阳关系也"动而不平":阴不能养阳,阳亦不再护阴,而是损阴、吃阴,至阴耗尽而阳自灭。

在阴阳互损的过程中,同归于尽之前,阴胜于阳超限,会耗阳而拒养之;阴弱于阳超限,则使阳所获之阴养不足而降至其可养水平。反之,阳胜于阴超限,会伤阴而拒护之;阳弱于阴超限,则使阴所获之阳护不足而降至其可护水平。如此恶性循环,非外力介入无法改变。

阴平阳秘的意义和重要性,就在这里。

四、第 2 章按语

余按:五行生克,亦有阴阳。夫阴者生阳,阳者克阴,但此阴非彼阴,此阳非彼阳。是以阴阳相对,皆有相对性:阴生之阳,于彼为阴，可生他阳；阳克之阴，于彼为阳，亦克他阴。之所以"比相生，间相克"，而非"A 生 B，B 生 A；A 克 B，B 克 A"，究其原因，即在此也。世间万物，本非"金木水火土"五行可代，然能讲清生克关系之最小公数，为五。故聪明先贤从万千事物中慧眼选出"金木水火土"五者以代，就比"A 生 B 而克 C，B 生 C 而克 D，C 生 D 而克 E，D 生 E 而克 A，E 生 A 而克 B"要高明多了。由此可知，所谓医经"牵强"之说，实为后人误读误用，非先贤之误也。另，阴阳与五行学说结合后，其"前半点名，后半记数"为名之弊即显，当以"二性五行"指代。然世事万物，非"二"可尽述其性，实"三性"也。若此，则"阴阳"与"五行"结合，宜以"三性五行"之名名之。然今约定俗成，改则难矣。但本章"五运六气论"中所提出的"以平为期"说，足证"中性"之重要性。盖中平乃阴阳互动与转化之中介，更为调控世间万物运化之中枢，舍此无以保宇宙之平衡。中医治病所秉持的"扶正，祛邪；纠偏，守中"之理念，对无偏胜者用药时"反佐，佐平"之手段，以及中成药配伍尽量佐平之做法，皆本于此。是以余在本章强设一节，曰："行趋中平"，聊表其意耳。牵强附会之弊，在所难免，诸君且谅之。

五、第 3 章按语

余按：养生摄生，贵在贵生；人不惜命，药有何用？学医事亲，术道有分；舍道求术，偏离本根；坐与论道，对牛弹琴；不如不弹，且自养生。

有道是：动则生气，动久则耗气；静则生血，静久则耗血；动则生阳，动久则耗阳；静则生阴，静久则耗阴。

是以文武之道，一张一弛；养生之道，一动一静。

六、论"春夏养阳，秋冬养阴"

余按：经曰"圣人春夏养阳，秋冬养阴，以从其根"。然"春夏养阳"，非补阳也；"秋冬养阴"，非补阴也。其要在于"顺时而养"，即：

顺应天地自然规律,得其阴阳而养之。世医误读误用,春夏滥用补阳之药,秋冬滥用滋阴之药,实大谬矣。若补,宜反:春夏补阴,秋冬补阳。盖春夏之际,阳兴而阴衰,然孤阳不长,故适当补阴或利于养阳;秋冬之际,阴盛而阳衰,然孤阴不长,故适当补阳有利于养阴。此大略也。

具体说,是这样的:

初春之时,新阳始生,旧阴方刚。人欲养阳者,仍需适当补之,以助体内自然之阳生长。

初秋时节,新阴始生,旧阳方刚。人欲养阴者,仍需适当补之,以助体内自然之阴生长。

这样看来,前述"春夏补阴,秋冬补阳",就应改为"夏秋补阴,冬春补阳"。但这仍然是个大概。

进一步说,补阴与补阳转换之临界点,在春分与秋分也。

冬至至春分,阳兴阴衰,补阳之力当日渐弱,至春分之日止;春分之后,阳壮阴竭,补阴之力当日渐强,至夏至达最高峰,而后递减,……至秋分之日止。秋分之后,阴兴阳衰,补阳之力当日渐强,至冬至达最高峰,而后递减,一如前述。

当然,此系就平常人略需进补者而言。至于圣人,自当如医经言,"春夏养阳,秋冬养阴,以从其根"即可,无须补之。若有严重阴虚阳亢者,可随时补阴抑阳以矫正之;而常年阴盛阳虚者,更是四季可以补阳为主,滋阴为辅,或交替为之。

俗话说,"年有十二月份,日有十二时辰"。午时,相当于夏至;子夜,相当于冬至;晨起,相当于春分;傍晚,相当于秋分。子午流注,亦指此也。是以平常人略需进补者,可于睡前适当补阳,午前适当补阴;傍晚适当补阳,晨起适当补阴。

如此,非为阴阳平衡,而为阴平阳秘也。

七、第4章按语

余按:脏腑者,五脏六腑之谓也。五脏六腑,心居其首。记得早年读书，《毛选》某篇提到古语云"心之官则思"，今知此为一大谬误。经曰："心……主……神明"（语出《素问·灵兰秘典》），此言甚是。然其所谓"主神明"者，非"主思维"，而"主情志"也。盖心脑之分工，为脑主思维，而心主情志；脑主理智，心主情感。是以人之情商（EQ）决定于心，而智商（IQ）则决定于脑。盖左右脑之不同，系逻辑思维与形象思维分工之基础，而非为思维与情感之分工也。世医不明此理，挑起心脑孰主神明之争，非惟挑战现代科学，同时亦挑衅我中华国医学。此题久争不下，不仅浪费专家口水，而且误导广大民众，使其云遮雾障、莫衷一是，咎莫大焉。今余试倡"心脑分工论"，非为夺声，而为止争也。

八、第4章1节按语

余按：今天，如果我们说"天下之病，无不可治"，那么，也仅只是说医家有收治病人的义务（自己不能治，可建议其转院），并不是说都能够治好。上工治未病，不治已病；治已病者，半折半胜。更重要的是，许多情况下，医生治病之所以失败，并不是因为方药不行，而是由于病人的性格、性情和心情不利于其康复，或其家庭氛围不利于病人自愈机制发挥作用。有道是：性格决定命运，性情决定病情；环境影响心情，人人影响环境。因此，医患双方，都是参与治疗过程和决定疗效的重要因素。

九、第5章按语

余按：中医藏象学，相比于西医解剖学，其最大不同，或不同处之一，在于经络及穴位不可为解剖而得矣。盖西人解剖，对象为死体；中医经络，则存于活体。阴阳两界，天壤之别矣。或曰：经络、经穴，如若存在，古人何以知之？今人何以信之？——此为一大难题，不得不说。西哲史上有一大家，名康德者，谓吾人感触世界表象为"此岸"，表象背后之真实世界为"彼岸"，进而难之曰：吾居此岸，彼处对岸，吾何以能知对岸之真相欤？具体到人体经络及经穴之存在，即恰如康德所谓"彼岸世界"，非仅感觉所能及也。此题亦恰如数百年前，欧洲哥白尼氏提出"日心说"，实非当时人类视觉可及、可见、可信者也。以此视角论之，则布鲁诺受刑，或可认定为"死有余辜"乎？设若人类昧至今日，美国"好奇号"抵达火星，方知哥白尼、布鲁诺之是，及宗教法庭判决之非，不亦晚乎？盖人类认识世界之工具，非惟感觉，亦非仅有感性与理性二者之分，实有悟性为其中介矣。纯以感觉而言，则天圆地方，日月星辰周布于外，故"地心说"是，而"日心说"非。哥白尼、布鲁诺不同于常人者，非惟望远镜之类器具也，实其超乎常人之悟性也。盖器具可助其望远，而不足以使其得出"地球围绕太阳而转"之结论矣。能得此提示者，惟悟性也。又，20世纪爱因斯坦提出"相对论"及 $E = mc^2$ 之能量公式。证实之后，为科学原理；证实之前，亦悟性所得也。君不见验电笔之神奇乎？电荷从一端跳至另一端，需击穿作为绝缘体之空气，实惊险之一跃矣。余以为，人类认识世界之工具有三：在此岸，凭闻见所及，即感觉能力，或感性思维；抵彼岸后，为演绎、归纳、分析、综合、判断、推理等逻辑思维和理性认识；而沟通"此岸"与"彼岸"之惊险一跃，马恩称之为"渐进过程中断"，则非"悟性思维"莫能完成也。换言之，沟通此岸与彼岸之"桥梁"，非"悟性"莫属。胡适先生生前提出"大胆假设，小心求证"之治学方法，余度其假设之基础，当为感性认识（设无感性积累，则一切之一切皆无从谈起）；其求证之过程，则为理性认识（若无理性思维和逻辑整理，假设之求证断不可成）；而假设之提出，则非依悟性思维不可。盖悟性思维之特征，为天马行空，或可一言以蔽之曰：玄。非玄，不足以悟见天道。前述"日心说"、"相对论"及中医经络、经穴之发现，皆本于此。《易经》及老子《道德经》，亦同。然悟性虽玄，绝非胡言；天马行空，必有其踪。研习《易经》者，必知其有预测功能；熟读《老子》者，必知其有奖惩功能；而识中医之经络、经穴者，必知其有治疗功能。其验也真，其用也灵；超神入化，神乎其神。其所以如此者，盖因古人于生产、生活及疾病预防、诊疗过程中，日积月累,不断体悟,复加检验,始可获知人体经络之存在及循行路线或轨迹;而其结点,即为穴位。用于养生,用于治病,绵延数千年,重复万亿遍,无不应验。若言此非科学,而拒斥之,则所谓"科学",又有何用哉?

关于"悟"对中医之重要性,我想借此按语谈到这个题目之机,附带离题多说两句。

余从未曾去过成都,但听到过那里的朋友说,在武侯祠,有这样一副对联,写的是:

能攻心则反侧自消,从古知兵非好战;

不审时则宽严皆失,后世治蜀应深思。

关于中医治病,我有一个粗浅看法,套用此联的含意,用对联之格式语言来表达,就是:

能治病未必是良医,虎狼医用虎狼药,弄不好得不偿失;

有验效不一定好药,肾衰竭及尿毒期,究其责中西各半。

再说这中医治病,向来是专方专药与辨证施治两条腿走路。且砭石针刺,汤液艾灸,各有其能。不可以此贬彼、以彼贬此。但两条腿皆误的情况,则须提防。

余知一名医,有专方可治顽固性偏头痛,药用葛根 25 克,川芎 15 克,土元、全蝎、白芍、钩藤、僵蚕各 10 克,蝉蜕 9 克,细辛 1 克(研末为散,每服 6 克,日 2 次)。但是由于不看舌脉,不问主症,所以,虽有良效,而病人本身之所以造成此种头痛的问题并未解决。结果是,按下葫芦起来瓢,遂生其他之烦恼。

另有一例,也是名医,颇善辨证论治。但却曾遇一直肠癌患者,被其误诊为慢性肠炎,道是寒湿之邪困阻中焦,使脾胃虚弱、肠腑浊滞,从脾论治有效,遂使更误。及至发现,为时已晚。肠癌为易治癌,早期切除,可以根治,却因该医辨证论治有效而误,害人匪浅矣。

盖癌症为质变病。癌成之后,病因之证退为次要矛盾,而癌病本身上升为主要矛盾。此时,若舍病从证,势必掩盖病情,贻误战机。尤其对于易治癌来说,早期发现而切除之,然后再用中药对证辅治,当为最好。一旦错失良机,则医病双方都会有追悔莫及之恨。相反,偏头痛,一般来说,属量变病。其病因之证为主要矛盾(通过舌脉加主症结合分析,不难找出),病症本身为次要矛盾。此时,若舍证从病(用偏方如石楠叶 15 克煎水服,或有神效),则病虽愈而因未除,犹如草已除而根未拔,其留寇遗患就在所难免了。

是以余尝谓:学医者,贵在明理;理之明,重在于悟。

今仿武侯祠对联,另撰一拙联:

有悟性则医理自明,先贤经典勿死记;

不明理则两腿皆绊,世医之误须提防。

十、第 6 章按语

余按:气液者,气血也,大而概之如是。但人活着,非仅有气血,此外还有精、津、神三者,且神最重要。故而,余在本章,谓之"元神",正如"气"被称为"元气"。或曰:元神、元气,加血、精、津,此五者,何以能以"气液"二字指代? 对此,余以为,血、精、津皆有形,而神与气则无形,故可以更广意义之"气"通代此二者,是以有"气液"二字之名。又,人之精,亦存在有形与无形之分,或曰广义与狭义之别。此说成立,则其无形部分,亦可归于广义之气。据此,余以"气液"二字为本章冠名,即可通代神、气、血、精、津。其中,气为阳,血为阴;精为阳,水为阴。气,化血为精;精,化水为气。气—血—精—津—神,生化无已,神则活矣。有神,就有一切。

十一、第三编篇首按

余按:中医治病,向为两条腿走路,一为辨证论治,一为专药专方辨病施治。但惟辨证论治为其特色,别于西医矣。即以辨证论治而言,其辨证也法异,其论治也方殊。今余提出"三步辨证,三维论治",就教于同仁。所谓"三步辨证",即先辨虚实,后辨何虚何实,而后再辨孰虚孰实(哪虚哪实)。世医所用"六经辨证"、"八纲辨证"、"十纲辨证"、"三焦辨证"、"五脏辨证"等常法,皆不出此"三步辨证"之范围矣。而"三步法"之意义,非惟理论逻辑之严谨性,实为操作易行与便利也。所谓"三维论治",即从气液、脏腑及毒邪三大维度(角度)论治是也。其所谓"气液"者,即神、气、血、精、津统称之谓也,一如前述;所谓"毒邪"者,即余所谓"三毒六邪"也。其"三毒"为:肝郁气滞,或生闷气,是为"气毒";血瘀、淤血,是为"血毒";痰浊,不惟气管和肺器所贮显性有形或可见外痰,更有血管、经络、心窍等处不可见痰或广义、隐形内痰,是为"水毒"。"三毒"之说,原为东瀛汉医学家所提出也。有道是:他山之石,可以攻玉。所谓"六邪",亦即"六淫",风、寒、暑、湿、燥、火是也。夫六淫者,既为病因,即可论治;内生之风、寒、燥、火、湿等,亦同,亦或有所不同,以其可衍生"三毒"故也。其他如食积,可责之于脾胃,归"脏腑论治";毒虫,可与西医之细菌、病毒视同,专方专药治之,不以辨证论治施之。如此,则"三维论治",当无遗矣。辨证论治之逻辑终点,为遣药组方。所谓"临证如临阵,用药如用兵",非虚言也。中医组方,为系统工程,讲究主次轻重及层次性,《本经》所谓君臣佐使是也。然可供医者调度、遣用为君臣佐使者,非惟单药,即对药(药对)、药组、成方以至于成药,皆无不可。药对、成药如"六一散",药组如"焦三仙",皆此类例。

十二、第8章按语

余按:中医诊断,首推望诊,落脚于脉,闻问居其间。但望诊范围甚广,今则偏重于舌。中医诊断发展到今天,舌脉成为主要指标,其他都已退居次位。故而"舌脉互参"大有替代"四诊合参"之势。不仅如此,在"舌脉互参"中,舌诊之重要性不断上升,亦有超越脉诊之势。虽然,余于本章,仍为"脉法"设一专节,诸君且珍之。

十三、舌诊之要诀

余按:余于望诊,总体上外行;惟其舌诊,略有所知。今结合读

书、师承及生活体悟,将余粗浅心得编为 12 句"七言要诀舌诊歌",就教于同仁:

> 舌诊重要胜把脉,故而奉为新准则。
> 舌苔薄厚分虚实,舌苔白黄分寒热。
> 苔厚一定是实证,食阻痰浊或湿邪。
> 苔薄相应为虚证,或为表证或正常。
> 舌润可能有阳虚,痰湿寒凝或健康。
> 伤精伤阴舌必燥,或有裂纹之舌象。
> 淡红浅红寻常色,热入营血则色绛;
> 偏红介于二者间,或为阴虚或实热;
> 肝郁气滞舌色青,紫为寒凝斑瘀血。
> 舌体胖大似裙边,此为气虚或阳虚;
> 舌体瘦小为瘦舌,可能血虚或阴虚;
> 舌体异变病危重,细审详察勿大意。

十四、第 8 章 1 节六目按语

余按:善诊者,必先易后难,难后复易。一旦突破诊辨难点,则豁然开朗矣。夫以舌脉加主症为凭,虚实立判;何虚何实、哪虚哪实等问题,亦可随之迎刃而解。惟兼证、并病,或真寒假热、真热假寒等,明辨不易,颇费心力。医家举手投足之间,即可判断失误而铸成大错,轻者贻误诊治,重则危及患者生命。故须再三斟酌、反复推敲,心静而后定,断定而后用。诸君且记之!

又,世医皆知"四诊合参",但其"参法",则各有不同。今余之"参法",为首重舌诊,参以简脉。夫"简脉"者,七八九或十来种单脉,加其二兼、三兼之脉是也。再然后,参以主症。主症之得,得于察形观色听嗅问诊也。是为舌、脉、症"三参"。其简略者,则为舌脉互参、舌问互参,或舌症互参,由此可知舌诊不可少,其地位远在诸诊之上矣。

十五、第 8 章 2 节按语

余按:余于脉诊,基本是外行。原因是,二十多年来,余对中医之研习,主要靠业余时间自修为主;拜师学艺,偶尔为之。故于脉学,仅略知零点五;指余纸上谈兵,亦不为过。有道是:"知之为知之,不知为不知,是知也。"吾所憾者,别人能摸出 28 种脉象,而我则仅只能摸其零头,充其量也就七八十来种吧?惟其如此,对本书读者中初习脉诊者,或正合其需,亦未可知也。比如第一,力度辨虚实,无力为虚,有力为实;力度中等者,若非平人之脉,必为虚实兼证。第二,速度辨寒热,迟寒数热;不迟不数者,若非平人之脉,必是寒热错杂。第三,深度辨病位,浮表沉里;不沉不浮或半浮半沉者,若非平人之脉,必为半表半里。另,就此为止综合而言,"浮脉多风,沉脉多郁;有力实热,无力虚寒"之说,虽不全面,亦有一定参考价值。盖风多外感,郁多内伤;有力多快,无力多慢,而快则热,慢则寒。第四,指法辨脏腑,"左手心肝肾,右手肺脾命",五脏加命门,与左右手之寸关尺部位分别对应;而由于"脏属阴主沉,腑属阳主浮;内以候脏,外以候腑",则六腑与之亦分别对应。第五,直径辨病势,脉粗大宽为初病或病进之势,而窄细小脉为久病或虚衰之脉。第六,滑涩弦脉,可辨"三毒",即气滞、血瘀和痰浊。其中,滑脉多为痰浊,涩脉多为淤血、血瘀,而弦脉多为气滞。盖弦滑之脉皆有力,但速度有异。是以师曰:滑脉速快为痰浊,弦脉速慢为气滞。第七,结、促、代脉,即跳动中止或间断之脉,即使医家难以细分,亦可知其病棘手矣。从现代西医角度视之,或可称为"心律不齐";但中医看来,治非易事。盖结、促、代,皆非常之脉也。

十六、第 8 章 3 节按语

余按:中医辨证,虽然体系及方法殊异,但依余本编之首按语所言,虚实之辨当为第一步。比如,起码一条,虚实之辨,当先于寒热之辨。只有当我们确信患者所患为虚证或实证之后,才能考虑其究为虚寒、虚热,抑或实寒、实热之辨问题。属虚寒、虚热者,当温补或清补之;属实寒、实热者,才能谈得到解表去寒热。目前世医所用辨证常法,其最常用者莫过于六经与八纲辨证。夫六经辨证,即所谓"三阴三阳"者,乃病性与病位合辨之法也:其太阳病,即表阳证;阳明病,为里阳证;少阳病,为半表半里阳证;太阴病,即里阴证;少阴病,为表阴证;厥阴病,为半表半里阴证。六经辨证,一大法宝;经方方药,为一宝库。但墨守成规,则贻害匪浅也。夫六经之辨,非辨六经,乃辨阴阳与病位也。未知虚实,即强行辨其证属阴阳及病位所在,何其难也!此正如世医不明《内经》之旨,而误读误解之,极欲"先别阴阳,再辨其他"一样,何其繁也!另,八纲辨证者,其可贵之处,在于综合辨证。但八纲辨证理论体系及方法本身,未明主次先后及层次性,是为缺憾。十纲辨证,亦同。夫十纲辨证者,除阴阳为总纲外,即为虚实、寒热、表里、上下。后八维中,表里、上下,为病位之辨,当于辨性之后方可为之,其理明矣。虚实、寒热之辨孰先,除本段按语开头所言外,即以逻辑顺序检视,则虚实明可为明辨何虚何实、哪虚哪实之逻辑前提而涵盖一切,未闻寒热明可为明辨何寒何热、哪寒哪热之逻辑前提而涵盖一切也。所以然者,寒热之辨,其概括力不及虚实之辨也。比如,虚实中,可能有气血阴阳之虚,亦可能有三毒六邪之实,而寒热不过其中之部分而已。由此可知虚实之辨当先于一切,为综合系统辨证之第一步无疑。

十七、第8章3节一目按语

余按:《内经》明确提出"善诊者……先别阴阳"、"察之有纪,从阴阳始",致世医误解而临证每必"先辨阴阳,后辨其他",贻害深远矣。然细读原文,则可发现:医经本意,并非是讲辨证次序,而是在于"察色按脉,首重阴阳",强调的是阴阳之辨在整个诊视和辨证过程中的地位、意义和重要性,也就是其总纲性质和统御地位。这就是说,中医辨证,阴阳是根本,贯穿始终,指导整个诊断活动。进一步说,中医辨证学之阴阳概念,有广、狭义之分:狭义的阴阳之辨,是八纲辨证、六经辨证、脏腑辨证等常规辨证中的一个方面,如"六经辨证"中辨病属"表阳证"抑或"里阴证","脏腑辨证"中辨肾之"阴虚"抑或"阳虚"等是;而广义的阴阳之辨,则如上所述,君临一切,统帅一切,融入一切,如虚为阴、实为阳,寒为阴、热为阳,里为阴、表为阳等是。以是观之,则经所言"先别阴阳"、"从阴阳始",即为广义阴阳之辨。

十八、第 9 章按语

余按:本章第 1 节之 1 大目 4 小目中,医经讲到"大毒治病,十去其六;……无毒治病,十去其九"。这话讲得非常之好,所谓"中病即止"是也。然依余之见,更重要的是,万勿轻用毒性之药。古人无精确药理知识,制方失当或可原谅。今则不同。现代药理发达,诸药毒性明确。如果医家仍然动辄施毒,则医非仁术,屠术也!君不见当今天下,肾炎、肾衰及其尿毒症期患者,随处可见;等待进行血液透析,以及换肾者,挤破医院。究其罪责,中西医药,各有其半矣。世医为显身手,慑服患者及其家人,或为扬名乡里,招徕生意,往往不惜重炮轰蚊、牛刀宰鸡。是以笔者尝谓:"'能治病'之医生,不一定是好医生;'很对证'之方药,不一定是好方药"。何以然也?重炮轰蚊、牛刀宰鸡,仅只浪费药材而已。动辄施以超大剂量重毒之药,其对患者所致近、中、远期损伤及毒害,则远胜于所治之病对其之害。故为纠此偏弊,余特立一规矩,曰"毒毒相当法",或"毒病相应则"。以现代科学概念释之,或可称为"必要性原则"。其要义为:毒性药,非不可用,惟非用不可时,方可用之也。余有一友,为乡村民间中医,接手一食道癌患者,曾试各种方药,罔效。后试投巴豆一味煎,兑入原方药汁,令患者两药同服。是夜,该患者雷鸣电闪,医生吓个半死。结果,患者自是病情好转,又续活 5 年而去世。另,余尝谓白砒石研为细末,每服 1—3 毫克,日 2 次,久服可改善白血病患者之造血功能,使其病情根本缓解,甚至痊愈亦无不可也。此皆救人于水火之举,大毒之药或可施之。但世医每遇肾阳虚、脾胃寒之证即投附子理中丸,就辨证论治而言,无可指摘;然依余之"毒毒相当法"、"毒病相应则"或"必要性原则",即为失当。余所谓"毒毒相当"者,乃药毒必须与患者身毒相应相当之意也;余所谓"毒病相应"者,乃药毒必须与患者之病相应相当之意也;余所谓"必要性"者,意非如此不可时方可用之也。设更有良法,则万不可用毒性药! 此种原则,究其要义,乃一"权衡术"而已:两害相权取其轻,两利相权取其大。得失细权衡,分寸慎弃取。切记!

十九、第9章3节按语

余按:《内经》为有论无方之经,《伤寒》为有方无经之论。就方药而言,《内经》比之于《伤寒杂病论》及此前之《汤液经》与《本经》,皆相形见绌,而不能望其项背矣。然《内经》详于医理而略于方药,亦"寸有所长",即不束缚创新思维也。夫"经方"者,非《内经》之方,实《汤液》至《伤寒》之方也。今人不识先贤制方之旨,动辄指斥曰:某某不读伤寒,不熟经方,或不懂六经辨证及方证原旨。——活脱脱一"原教旨主义者"嘴脸! 盖当今国医学界,无论师徒相授,抑或学院教育,皆有死记硬背之风盛行,动辄令生徒今日背《内经》,明日背《伤寒》,要么背方证,或者背汤头。其结果,有如苏俄弗拉基米尔·伊里奇所言,用"九分无用,一分被歪曲了的知识"充塞头脑,不小心就扼杀了习者之悟性与灵性,培养出一批批食古不化、食经不化的医学书呆子,满师或毕业之后,只会依样画符,不会灵活变通:不是治不了病,就是"此病治好了,彼病种牢了"。后者,所以然也,套用原方施治,毒性药用超标,一边治病,一边害人! (修复东墙毁损西墙)余尝谓:六经辨证,一大法宝;经方方药,一大宝库。但死守硬套,则贻害无穷。其画地为牢、禁锢大脑,作茧自缚、束手缚脚之弊,明矣,显矣,不可延矣。是以吾侪有义务加以解构,然后重构。重构之所用,仍为解构所得之材料。其中,既包括

《本经》以降之单药,《雷公》佚后之对药,亦包括《汤液》、《伤寒》经方所用之药组或成方,除现代药理所弃者外,无不可用者也。而本节所示"内经十三方",虽数量渺小,却有制方之妙而无"经方方证"茧缚划牢之弊,或可为范例矣。现将十三方按述于下:

*　　　*　　　*

(一) 素问八方

1. 汤液醪醴(汤液醪醴论篇第十四):

黄帝问曰:为五谷汤液及醪醴奈何?

岐伯对曰:必以稻米,炊之稻薪。稻米者完,稻薪者坚。

帝曰:何以然?

岐伯曰:此得天地之和,高下之宜,故能至完,伐取得时,故能至坚也。"

[余按:此为《内经》第一方,名副其实。虽然主要用于养生,而非治病,但却对中医汤液和酒剂的制法及工艺后来的发展影响深远。仅就本方所说的"汤液、醪醴"而言,不过是稻米稀粥以及类似于今之"孝感米酒"之类纯粮酿造的低度米酒而已,女士饮之犹宜。]

2. 鸡矢醴(腹中论篇第四十):

黄帝问曰:有病心腹满,且食则不能食,此为何病?

岐伯对曰:名为鼓胀。

帝曰:治之奈何?

岐伯曰:治之以鸡矢醴,一剂知,二剂已。

[余按:古方多用公鸡屎粪,制法独特。近人亦有专用黄母鸡者,其制法为:嘱将此鸡隔离,喂以清水、秫米,即高粱;前五天之屎粪弃之不用,后五天始收集晒干。另将干净瓦片置于木炭火上加热,再将前所收集之已晒干鸡屎粪置于其上,焙至焦黄,边焙边滴名贵上好浓香白酒(如泸州老窖或五粮液之类)数滴,使其味香。取此干品,妥为珍藏;临服用时,以完整颗粒煎水,代茶频饮即可。

或者研末为散,装于瓶中,置干燥通风处妥为保存;用时以沸水冲服,亦可。]

3. 乌鲗骨藘茹丸(同上):

帝曰:有病胸胁支满者,妨于食,病至则先闻腥臊臭,出清液,先唾血,四肢清,目眩,时时前后血,病名为何? 何以得之?

岐伯曰:病名血枯,此得之年少时,有所大脱血,若醉入房中,气竭伤肝,故月事衰少不来也。

帝曰:治之奈何? 复以何术?

岐伯曰:以乌鲗骨四,藘茹一,二物并合之,丸以雀卵,大如小豆,以五丸为后饭,饮以鲍鱼汁,利肠中及伤肝也。

[余按:乌鲗骨,又名海螵蛸,其与藘茹四比一为率,制为水丸,鲍鱼汁送服,可通利肠道,补益受损肝脏。原文之意,非"伤肝"也,勿予误读。]

4. 生铁洛饮(病能论篇第四十六):

帝曰:有病怒狂者,……治之奈何?

岐伯曰:……使之服以生铁洛为饮。夫生铁洛者,下气疾也。

[余按:洛者,落也。所谓"生铁落",即铁匠铺里打铁时溅落到地上的细碎铁屑是也。民间以"磨刀水"收集起来,入汤煎水服,或直接煮沸(具体以所收集之"磨刀水"量之多少及浓度大小而定),用以代"生铁落饮",亦或有效。]

5. 泽泻饮(同上):

黄帝问曰:……人有病身热解堕,汗出如浴,恶风少气,此为何病?

岐伯曰:病名曰酒风。

帝曰:治之奈何?

岐伯曰:以泽泻、白术各十分,麋衔五分,合,以三指撮,为后饭。

[余按:泽泻伤肝肾,用量务必轻。麋衔,又名薇衔、鹿衔,一种或可用治风湿病之药。三指撮,为服用量,即用三个手指头轻轻一

撮这么一点点。为后饭,服用之后再进水饭,即饭前服用;但亦有理解为"饭后服"的,供医家参酌。]

6. 兰草汤(奇病论篇第四十七):

黄帝问曰:人有病口甘者,病名为何?何以得之?

岐伯曰:此五气之溢也,名曰脾瘅……治之以兰,除陈气也。

[余按:脾瘅,即脾胃湿热。兰草,种类较多,今用佩兰,或泽兰,或二者各半。]

7. 左角发酒(缪刺论篇第六十三):

邪客于手足少阴、太阴、足阳明之络。此五络皆会于耳中,上络左角,五络俱竭,令人身脉皆动,而形无知也,其状若尸,或曰尸厥……鬄其左角之发,方一寸,燔治,饮以美酒一杯,不能饮者灌之,立已。

[余按:今以市售血余炭 2—3 克,白酒送服,亦效。]

8. 小金丹(刺法论篇第七十二)

……小金丹方,辰砂二两,水磨雄黄一两,叶子雌黄一两,紫金半两,同入盒中,外固了,地一尺,筑地实,不用炉,不须药制,用火二十斤煅之也。七日终,候冷,七日取,次日出盒子,埋药地中,七日取出,顺日研之三日,炼白沙蜜为丸,如梧桐子大,每日望东吸日华气一口,冰水下一丸,和气咽之,服十粒,无疫干也。

[余按:《内经》原著之《素问》第七十二篇,现已佚失。此方为后人所制无疑,或为道家养生方,亦未可知也。方中雄黄与雌黄同用,是其特色。但此方用药毒性很大,吾恐养生不成,反为所害矣。故非万不得已,切勿轻服。]

(二)灵枢五方

1. 寒痹熨法(寿夭刚柔第六):

寒痹之为病也,留而不去,时痛而皮不仁……宜用淳酒二十斤,蜀椒一斤,干姜一斤,桂心一斤。凡四种皆咀,渍酒中,用棉絮一斤,细白布四丈,并纳酒中,置酒马矢煴中,盖封涂勿使泄,五日五夜,出布棉絮,曝干之,干复渍,以尽其汁,每渍必其日,乃出干,干,并用滓与棉絮,复布为复巾,长六七尺,为六七尺巾,则用之生桑炭炙巾,以熨寒痹所刺之处,令热入至于病所。寒,复炙巾以熨之,三十遍而止。汗出以巾拭身,亦三十遍而止。起步内中,无见风。每刺必熨,如此,病已矣。

[余按:此法甚繁,其理甚明。今以蜀椒、干姜、桂心,酌加蚕沙、延胡索之属,各适其量,诸药混合,研为粉末(粗细皆可),装袋热敷(先置暖气片或其他类似热源附近,待其温热,再敷痛处),亦效。且其效力大小,与药袋温度及热敷时间和次数呈正相关。是以时间、次数及温度控制,为便利计,当由患者及家人自由掌握为好,一以具体情况而定。]

2. 马膏膏法(经筋第十三):

足阳明之筋……,其病足中指支胫转筋,脚跳坚,伏兔转筋,髀前肿,㿉疝,腹筋急,引缺盆及颊,卒口僻。急者,目不合;热则筋纵,目不开。颊筋有寒则急,引颊移口。有热则筋弛纵缓不胜收,故僻。治之以马膏,膏其急者,以白酒和桂,以涂其缓者,以桑钩钩之;即以生桑炭,置之坎中,高下以坐等,以膏熨急颊,且饮美酒,噉美炙肉,不饮酒者,自强也,为之三拊而已。

[余按:此法同上,法繁而理明。饮酒食肉,烤以桑炭;马脂膏舒筋,肉桂则温阳。其效可知矣。今以"三仙伸筋酒"即小伸筋草25克,仙茅5克,仙灵脾、仙鹤草各15克,杜仲、枸杞、巴戟、苁蓉、补骨脂、川续、川牛膝各20克,山药50克(川、怀各半)浸酒5000克以饮,烤以炭火,不亦妥乎?]

3. 半夏秫米汤(邪客第七十一):

今厥气客于五藏六腑,则卫气独卫其外,行于阳不得入于阴,行于阳则阳气盛,阳气盛则阳跷陷,不得入于阴,阴虚,故目不瞑。……饮以半夏汤一剂,阴阳已通,其卧立至。……其汤方,以流水千里以外者八升,扬之万遍,取其清五升,煮之,炊以苇薪,火沸,置秫米一升,治半夏五合,徐炊,令竭为一升半,去其滓,饮汁一小杯,日三稍益,以知为度。故其病新发者,覆杯则卧,汗出则已矣,久者三饮而已也。

[余按:此为一名方。所谓"流水千里,扬之万遍"者,张仲景著《金匮要略》用"甘澜水"或即此物也,取其流畅而无阻滞以加强疗效而已。今人烦其繁,径以自来水煎姜半夏或清半夏9—15克取汁,煮粳米为粥,食之亦效。]

4. 豕膏(痈疽篇第八十一):

痈发于嗌中,名曰猛疽。猛疽不治,化为脓,脓不泻,塞咽,半日死。其化为脓者,写则合豕膏,冷食,三日而已。……发于腋下赤坚者,名曰米疽,治之以砭石,欲细而长,疏砭之,涂以豕膏,六日已,勿裹之。

[余按:此方见于《灵枢》之末,同时也是《内经》之末,实为一简便易行之外科妙方。其要点有二:痈发于咽喉,且已化脓者,先用砭针将其刺破,导脓外出,再以猪油膏冷含服之,三日可愈;痈发于腋下,且赤坚而未化脓者,亦以砭石刺之,不导脓出而已,目的是便于药物与其所刺创面"亲密接触",以利见效。是故涂以此膏,无须包扎,六日即可愈矣。]

5. 翘饮(同上):

发于尻,名曰败疵,败疵者,女子之病也。灸之,其病大痈脓。治之,其中乃有生肉,大如赤小豆。剉、翘草根各一升,以水一斗六升煮之,竭为取三升,则强饮,厚衣,坐于釜上,冷汗出至足,已。"

[余按:本方简便,用之甚好。痈疽发于尻,今以菱角一两(30克)、连翘半两(15克),煎水代茶饮,亦或有效。经曰"厚衣,坐于釜上,冷汗出至足,已",信之可也。]

*　　　　*　　　　*

总体上说,《内经》为有论无方之经,《伤寒》为有方无经之论。然"尺有所短,寸有所长"。《内经》之短在于方少,只有十三方,相比于《伤寒论》,等于无方。但其制方具有示范性和开放性,为中医组方理论与实践后来的发展打开了天地。

相反,《伤寒论》之长在于方多,且验之颇效,故被后世尊为"经方",致使《内经》之方反而不以"经方"名世(好在今天,"经方"概念广义化,包含了内经和后世名方)。

但是,仲景经方之短亦由此而生,并且种下了贻害至今的祸根。

或曰:其害何在?

我的回答是,其害就在于,本身包含了从经方到方证演变的基因;而方证的出现,则在便利医家用药的同时,留下了影响深远的祸患。

相比于"内经十三方"的不完善性和开放性,仲景派经方具有自足性和封闭性。自足是封闭的基础,封闭是自足的必然。

众所周知,中医药的发展源远流长。从先秦至东汉,东汉到今天,各有大约一两千年的时间。在张仲景之前,中医的上游,已有两个大的支流:其一是炎帝学派,其二是黄帝学派。

炎帝学派,以神农(炎帝)尝百草起家。虽挂炎帝之名,主要行于民间,故而不重理论,而偏重于本草和方药。所以,《本经》之后,继之有《汤液经法》,或称《伊尹汤液经》。当然,所谓"商代伊尹",可能也像远古时代的炎黄二帝一样,都是伪托。真正的作者,是不计其数的民间医生,先是口耳相授,后来汇撰成书,流传下来。

而黄帝学派,由于种种原因,最主要的可能是打败了炎帝,确立了强大的统治权威,因而一开始就起于官府,偏重于思辩和理论探讨。这在《内经》中有明显的反映。虽然《黄帝内经》并不一定就是黄帝与臣僚们讨论天人关系和疾病诊疗的记录,但其产生于宫廷或官府而不是民间,这一点是肯定的。

也正是由于这一原因,官医的理论虽然高雅,但实用药方则永远都是民间为多,疗效也是民间的好。

辩证法的奥秘在于:有一利,必有一弊。

黄帝学派重理论思辩,轻实用方药,优势明显,劣势也明显,劣势就是手边管用的药方不足；劣势明显，优势也明显，优势就是发展后劲足。——这在今天，尤其明显。

与此相反，炎帝学派的上游源头，相比于黄帝学派，更为久远。其突出优势是，实用方药多，疗效也佳，用现在东北话说，其方药"好使"。这从张仲景据以论广而著《伤寒》的《伊尹汤液经》中，即可以看出。虽然张仲景的《伤寒（杂病）论》相对于《伊尹汤液经》来说，是质的飞跃，特别是提出"半表半里证"，创造了"和法"，创制了"小柴胡汤"这一千古名方，从而极大地完善和完成了"六经辨证"的体系与方法，但是同时，必须承认，此前的《汤液经法》已经基本能满足需要了。

甚至于今天，假定没有《伤寒》和《金匮》，而只有《伊尹汤液经》，照样可以对付仲景经方所能治疗的多数疾病。

由此可以得出两个结论：

第一，炎帝学派在张仲景之前，已经达到相当的高峰，成果是《神农本草》和《汤液经法》。

第二，正是张仲景，使其进入完备状态，成果是《论广汤液经》。后者，经王叔和再三撰次，而成《伤寒论》，其余部分被编为《金匮要略》，但已是几百年之后的事情了。

现在，对我们来说，重要的是，由于上述原因，从《本经》到《汤液经》，再到《伤寒杂病论》，炎帝学派的经方发展，已经达到了完美的顶峰。这一成就如此伟大，同时也就走向了反面，那就是：从经方中，生出方证，并进一步发展成为"辨方证而用之"的固定诊疗模式或模型，贻害至今。

或曰："辨方证而用之"这一诊疗模式或模型何害之有？

在回答这一问题前，让我们先搞清一个问题，那就是：何为方证？

所谓"方证"，实际上，就是将某一疾病的证型，与其治疗有效的药方，加以捆绑，固定起来。不仅如此，而且，在其演变和发展的过程中，逐步形成一不成文"规矩"：每一方证捆绑为"夫妻"后，不准"离婚",不准第三者"插足"。也就是说,只能原方运用,不能动其一根毫毛。

何其荒唐!

当然,"方证"概念的出现,以及"辨方证"诊疗模式或模型的形成,也有其内在动因和现实合理性。

其动因在于"六经辨证"操作之难,而疗效甚佳;其合理性在于,方证好使,顺手可用,只是背诵和记忆要花点功夫罢了。两方面合起来,其出现和形成,便势不可挡:由于六经辨证太难,所以,医家的精力大都集中到辨证上去了,临到开方用药之时,也就不想再多费心思,正好此时有人提出了"方证"的概念和用方之法,便利得很,这就有点像"正要睡觉,别人恰好递个枕头"的情况,感觉好极了,双手赞成!

但是,同时,其潜在之弊,也开始显露:

第一,逻辑颠倒。

本来,正确的做法是,应当首先确定某病为何证,然后再根据此证之特点考虑该用何种方药的,但在"方证派"经方学家那里,却变成了先确定某种病症属于该用何方之证,而不管其证为何,然后直接拿来就用,而且竟然还一用就灵。因此,很显然,这是一个错了顺序的诊疗模型。

第二,禁锢思想。此点前面已经讲过了,不再重复。

第三,毒性难除。

经方产生于药理分析大而概之的古代,许多名方所用之药,虽言小毒,甚至无毒,然而实际上,毒性相当大。偏偏今人又特别容易迷信古方,往往喜欢照用原方,致使中药毒性(特别是肾毒等潜在性的慢性之毒)难以避免。而经方派方证模型的出现,恰恰强化了这一趋势。

第四,缺药无治。

在严格的经方学派那里,"原方照用"是其思维定势。这样,有些已禁止或不宜使用之药(如高强肾毒性药关木通、广防己、青木香、天仙藤、马兜铃、寻骨风和朱砂等),一旦出现在某方证里,此种病证,至少在理论上,对于"方证派"来说,就属于无方可用之证。

第五,曲解"异病同治,同病异治",使其狭隘化。

狭义或严格意义上的"异病同治",指的是:各种各样的疾病,如果属于同一种"证"的话,那么,就可以用同一个药方来加以治疗。古今经方学派,大多都持这种看法。而对于其中的方证家来说,逻辑上,就不仅是可以只用同一个方来治,而是必须只用此一方来治。

然而,事实上,即使诸病同属一证,也可用各种不同的方药来加以治疗。比如,对于肝郁气滞之证,既可用四逆散或逍遥散,也可用柴胡疏肝散或越鞠保和丸,还可用柴芍香附川芎药组、柴芍枳壳药组或郁金木香药对(原为古方"颠倒木金散",今余常作药对使用)。甚至小柴胡颗粒,亦可用治之。试问当以何"方证"名之?

狭义或严格意义上的"同病异治",指的是:同一种病,如被诊疗辨为不同之"证"的话,就需要分别用不同的方药来加以治疗。经方学派中的方证派,就更是坚持"有是证,用是方"的施治原则。如果将这一原则推到极致、贯彻到底的话,那也就意味着:同一个药方,只能治疗一种病证。

然而,事实上,"一方治多证"早已为大量临床事实所证明了。比如越鞠丸,为六郁同治方。但现实生活中,同时患有六郁之人,并不是很多。倒是患有二至四郁的人多些。那么,从方证派的角度来看,究竟哪些人所患之病可以认定为"越鞠丸证"呢?

或曰:一方可治多证,并不排斥"同病异治"。

是的!

然而,此说成立之前提,是对"同病异治"作广义的理解,而绝不能按方证派逻辑将其狭隘化。也就是说,同病可以异治,一方也可以通治多证,更可作为专病专方而广泛用于其他许多疾病之治。

现在,粗略分析了方证之弊后,我们的任务,就是要打破方证论的桎梏。办法有三:

第一，加减改造。这又包括三个层次：

其一，是加味。凡是能够直接加味的，可根据现代人所患之病的具体情况，酌加他药。

其二，是减味。临床凡遇到某患者之病不需要原方中的某种药物，或者其毒性不适于此患者服用时，可以直接将此药减去。

其三，既加又减。这又分为三种情况：一种是原方本身有缺有赘，直接加减；二是为减而加；三是为加而减。

关于后两点，简单说一下。

大家知道，像仲景经方这样的方子，其组方经历了几百上千年时间的检验和反复多次的修改完善，往往很难在原方中找到缺口，由此造成加减的困难。

在这种情况下，有时候，要想减味，就必须添加，以保其严整性不致破坏；有时则相反，需要减味，腾出空间，然后才能添加新药。或者至少，通过"守法易药"方式，灵活变通，加以改造，才能创造出适合于现今所需之新药方。

第二，解构与重构。

所谓"解构"，就是将经方学家之方证派视为神圣不可侵犯的经方原方拆散开来。然后，或取主药一味，或取其两味组成药对，或取三味以上组成药组，再根据现今治疗实际需要加以组合，构成新方。后者，即为"重构"。

第三，并方或合方。

将两个经方原方合并，组成一新方，叫做"并方"；将三个或三个以上的经方原方合并，组成一方，则叫"合方"。此外，对"并方"与"合方"还可以做广义的理解和运用，就是将经方原方与不是经方的其他药方合并，或者与不是成方的单药、药对或药组合并。

总之，经过以上这些办法（实践中早有所用，只是理论上认识不清而已）的运用，经方就可以方死方生，以新的形式，在新的方药中，发挥其不可替代的作用。

不过，需要指出的是，既然如前所言，方证的出现和方证模型或模式治疗之形成有一定的现实合理性，那么，当我们认清其弊害而有所警醒后，就应当或必须给其生存留一定空间。

事实上，从古至今，不仅有人是创造型的，同时，也有许多或更多名医是墨守成规的。人家就靠经方吃饭，就靠背诵和运用方证立世。我们在对此诊疗套路加以批判的同时，应对其成就予以肯定，对医家如此做的权利和自由予以尊重。

第四部分 论癌症"类病"之治

一、癌症"类病"的概念

癌症,又称恶性肿瘤,其治疗至今是世界级难题。

白血病被称为血癌,甚至也划为恶性肿瘤之列。但它实际上并不是有形的肿瘤,而是无形肿瘤,即人体骨髓正常的造血机能被破坏,致使幼稚白细胞(白血病细胞)恶性增生,因而类似于有形肿瘤之癌细胞的恶性增生,故称为血癌。癌症和白血病,为癌之"类病"。

尿毒症被称为第二癌症,而没有被划入肿瘤的范畴。其原因在于,没有像癌症和白血病那样恶性增生的特征,故以"第二"名之。但其高险性,不亚于前二者。

尿毒症有两个自己的特点:

其一,它不是一个独立的病名,而是急慢性肾衰竭的最后阶段,即"尿毒症阶段";

其二,它不是西医治不好时再来找中医,而是中医治不好时才会交给西医去透析。

如果我们不考虑尿毒症与癌症、白血病的不同点,也不考虑白血病与癌症的共同点,那么,可以说,有形的恶性肿瘤是第一癌症,白血病是第二癌症,急慢性肾衰竭的最后阶段是第三癌症。后者,应属于广义的"癌症类病"。

上述三大类癌症的共同点，是其高险性。具体说就是，一旦被确诊之后，如不治疗或治疗不当，少则几天，多则几年，中则几个月，病人就有生命危险。

这里，所谓治疗不当，不仅包括医院和医生有过错的情况，也包括医院和医生无过错的情况。

上海中医药大学有一位肿瘤专家，博士生导师，姓名我一时记不起来了。他在北京卫视的一个健康节目中，曾经介绍过自己从医经历中治疗癌症的一个例子。

那是他大学毕业后分配到某县医院工作不久的事情。

一天，从乡下骑自行车来了一位二十多岁的小伙子，说是最近感觉不太好，当地卫生院初步检查怀疑是白血病。这位医生就给他做了检查，结果被确诊为白血病，于是就让他回家拿行李，准备住院治疗。

小伙子刚得病，身体还蛮好。于是就骑车回去，当天晚上，又骑着车赶回县医院，办了手续，住了下来。

第二天，这位医生就为他开了化疗方案，并从当天就开始治疗。

谁知，一次化疗下来，身体"倍儿棒"的小伙子就一下子蔫了半截。

第三天，坚持做完第二次化疗，小伙子已经蔫了大半。

第四天，医生要他继续坚持把化疗做下去，因为单子已经开了，各项工作都符合要求，医患双方都指望坚持做下去出现奇迹。

然而结果是，第三次化疗做完之后，小伙子很快就进了太平间——死了。

这在今天，可能会出现重大的医疗纠纷，医生甚至有杀身之祸。因为，一个能在一天内往返三次骑自行车跑几十里乡村公路的大棒小伙儿，就这么短短三四天的工夫，说没就没了。太不可思议了！

但在当时，由于从诊断到治疗的各项工作，都符合书上写的和国家规定的操作规程,所以,各方也就接受现实了。

不仅如此,即使今天,如果患者家属比较理性的话,官司打到哪儿,医生也没责任。真正的责任,在于医患双方都没有想到中医药治疗。

当然,中医药治疗也可能会有自己的问题。

二、情志致癌与治癌

还是这同一位专家,在他的这同一次电视节目中,介绍了自己成功治愈的一例癌症病人,用的是中医药。

此时,这位专家早已不在原来的县城了,而是到了大医院,可能是上海吧,也或者就是上海中医药大学的附属医院。

当时,病人来时,非常牛气,说:我,某某县人民医院的院长,咱们是同行。我今天前来找你看病,是慕名而来,拜访、学习,加上治疗。

"闻道有先后,术业有专攻。"这位院长不是肿瘤专家,请大医院的肿瘤专家为其治癌,非常正常。

而这位专家也不负所望,果然,经过几个月、也许是几年的努力,将这位某某县人民医院院长的癌症,硬是给治好了。

但是,谁也没有想到的是,这位康复中的院长,由于治疗期间丢了乌纱帽,现在病好了,正好又赶上接手他的新院长任期届满而需要换届。于是,想到自己生病之前在任时的风光,以及人缘不错等因素,又决定参加下届院长职位的竞争。然而结果是,这一次,也许是大家为了保护他,怕其累着,所以,多数人没有投他的票。竞争失败后,这位前院长闷闷不乐,抑郁寡欢。不久,旧病就复发了。

当他赶到上海重新找到这位专家时,专家说:这叫"反把",旧病复发,已经没治了。院长大人回到本县,不久就去世了。

专家所讲述的这个案例,有两点启示:

第一,治好了的病,所谓"好",只是"好"在检查指标上,实际上，没有、也不可能完全彻底地回到从前的健康状态。一旦过劳，或者生气及其他原因，就有可能重新复发，而且一发不可收拾。

第二，情志因素，相当重要。

关于第二点，我所知道的有两个实例：

第一例是1992年我住医院等待精索静脉曲张手术期间（后来的情况是，我从医院逃回学校，放弃手术，慢慢养好的）听病友讲的，说是湖北省沙阳农场有一位癌症患者，到武汉做手术时，打开胸腔，已经没法治了。医生赶紧原样缝好，打发其出院，说：手术做得非常成功，你回沙阳慢慢调养，就会好的。结果，还真好了。——这是一个靠精神力量慢慢自愈的成功范例，比较少见。

第二例是武汉大学经济学院的一位教授，此人曾是我一位同学和朋友的博导。他从例行体检被查出肝癌到去世，总共不到两个月的时间，此前没有明显不适。他去世那天，我正好在时任湖北省社会科学院院长的夏振坤先生办公室里。噩耗传来，我与夏老都惊呆了。在这不到两个月的时间里，具体发生了什么情况，事后我没有详加追问，但也只有两种可能：要么，是做了手术的，死于手术；要么，是没有手术，硬是被吓死的。隐约记得似乎有人说，主要还是后一种可能。

由此可见，精神力量，可以活人，也可以杀人。是以"神、气、血、津、精"五者，"神"排第一。这里的神，就是情志，即精神力量。

三、世上没有无缘无故的病

毛泽东曾经有一句名言，说：世上没有无缘无故的爱，也没有无缘无故的恨。

我则照此句型，也不止一次地讲过一句话：世界上没有无缘无故的健，也没有无缘无故的病。

那么，癌症之"类病"，其发生的原因到底是什么呢？

余以为，主要有以下10个方面：

第一是遗传，即上代和上上代的遗传基因导致此"类病"。

第二是秉赋，也属于先天的，但与遗传有所不同。即使也有父母的责任，但父母及祖父母和外祖父母6人并无此"类病"的先例，而是由于受孕、怀孕和生育三阶段的问题，导致一生下来就天分不足，是为秉赋。

第三是饮食，吃了不能吃的，喝了不该喝的。

第四是起居，该睡时不睡，该起时不起。

起居之不当，危害甚大，不亚于饮食。世人本当"与日俱行"："日出而作，日入而息"。然而由于电的发明，夜如白昼，日夜颠倒，所以，许多人睡得越来越晚。但我本人坚持认为，晚上九点睡，早晨五点起，是标准模型：可以有所偏离，但是不能过分。因为，一个人的健康程度，取决于遵守或偏离此模型的程度。

如果说得更到位一些，就是：

晚上 9:00 睡，早晨 5:00 起，并且，中午 12:30 至 13:30 之间再小睡半小时或 1 小时，这是一个理论标准。可以做不到，可以有偏离，但标准本身不能没有。符合程度，决定人的健康程度；偏离程度，则决定人的不健康或亚健康程度。这，也或可以算是一个"定理"吧？

第五是劳逸，过度劳累或过于安逸。

劳逸与起居，有相同处，亦有不同处。

其相同处在于，早睡早起，不易过劳；晚睡晚起，最伤身体。

其不同处在于，即使作息时间合理，也有可能劳累过度。

比如，从早上 5:00，到晚上 9:00，一共是 16 个小时，如果除去一日三餐各一个小时，另加上午和下午各休息半小时，工作时间仍有 12 小时，若是再加上所干的活儿无论从体力还是脑力支出的角度看都不轻松，那就仍然会有过劳的问题。

此外，与过劳之害相反的情况，即过于安逸，也会对人体健康造成损害。

何以然也？

其原因在于：

动者生阳,动久则耗阳;

静者生阴,静久则耗阴;

动者生气,动久则耗气;

静者生血,静久则耗血。

是以人的气、血、阴、阳,皆可能会因为动静过度造成损伤。而动静过度,即劳逸过度之谓也。

第六是情志,前已述及,不再重复。

这里需要指出的是,情志、情绪,一个人的心情或精神状态,与其性格、性情、情欲、贪欲、欲望、愿望、志向、目标等,直接相关。

记得我曾通过手机短信,对一位好朋友大致讲过这样的话:

"人有客观不允之望,心愿难遂,易生怨气,而致肝气郁结,百病由是生;反之,人有客观允许之愿,其志易得,既得,必怀感恩之情和图报之心,并因此而心情舒畅、性情开朗,无病则不易得,得之也易于消弭,人于是乎健而且寿。"

我上小学时,就听老师讲过这样一个人生公式:人的价值=社会对其的评价/自己对自己的估价。显然,人的价值与社会对其的评价成正比,而与自己对自己的估价成反比。

后来,长大了,又学到了美国经济学家萨缪尔逊的幸福公式:人的幸福=效用/欲望。其所谓"效用",是指人可支配的享用手段或消费资料,如实际收入等;其所谓"欲望",则是人所期望得到的一切。显然,人的幸福指数,与其实际拥有的一切成正比,而与其渴望得到的成反比。换句话说,期望值越高,幸福度越低。

在健康问题上,也是如此。

也因此之故,笔者认为,适于大众的人生哲学,与其提倡"志当存高远",不如劝人"目标定低点"。即使针对精英而言,追求事业的理念也应是:顺其自然,积极进取;积极进取,顺其自然。——两个方面,对立统一;相互修正,缺一不可。

记得我曾对一位朋友讲过:你不是一心想着出现奇迹吗? 那么,我告诉你,目标定低点儿,就会有奇迹。因为,所谓"奇迹",就是超出你意料的好事儿或好结局。而如果你一旦把目标定得过高，那么，不仅"奇迹"不会出现，而且，还可能会有意外的"负奇迹"，也就是坏事儿，或坏结局。

第七是环境污染，如二恶因或甲醛等，主要是化学物质。

第八是辐射，也属于广义污染的一部分，但主要是物理性的，而不是化学性的。

第九是虚证，即正气不足。

医曰："正气内存，邪不可干"（《内经》原话虽无此说，但《素问》第三十三篇《评热病论》里有"邪之所凑，其气必虚"之说，其意相合）。这句话，言下之意是：若正气虚弱，必毒邪易入。所谓"正气"，余以为可作广义之解释：既包括气，也包括血。而正气不足，就是指的气血亏虚。

比如，一个单位的许多同事，同在一个办公室上班，室内装修的材料有问题，甲醛超标，之所以为什么有的人得了白血病，而其他人没事儿呢？原因就在于，秉赋不同，及正气充足的程度有别。

当然，人的虚弱，既可能会"因虚致病"，也可能是"因病致虚"：如属前者，治宜补虚；如属后者，病愈即可。

第十是偏胜，即阴阳之偏。比如，白血病的发生，既可能是室内装修材料甲醛超标所引起的，也可能由于长期骨蒸、血热而得不到有效矫正所致。

同样，人之五脏六腑等，任何部位长期偏胜，也都有可能引起癌变。

古人曰：上医医未病，中医医欲病，下医医已病。因此之故，防病肯定胜于治病。防病之要，千头万绪，知上 10 条，从源头抓起，或可事半功倍，亦未可知也。

四、最重要与次重要的

上面讲了致癌 10 因，接下来的问题是：对于癌症、白血病和尿毒症之类的高险疾病，到底要不要及早发现、及早治疗？

To go, or not to go?

To do, or not to do?

This is a question.

去,还是不去?

检查,还是不检查?

这,是个问题。

何者更好,何者更差,至今没有统一的说法,恐怕今后也永远不会有统一的说法。原因很简单,世界上既有早发现、早治疗的成功案例,也有发现和治疗还不如不发现、不治疗的相反情况。

但是,这里,可以基本上肯定的一点是:无论是否早发现、早治疗,患者本人,永远都是最重要的因素;患者家属,以及其最亲近的其他人,是第二位重要的因素;而医院和医生,则是第三重要的因素。

患者之所以最为重要,除了秉赋的原因之外,就是"性格决定命运,性情决定病情"。

患者家属,以及亲友,之所以排第二重要,是因为再好的医生,也需要病家前去延请,才能发挥作用。否则,医家越是主动、积极,病家越是轻慢、看不起,因而终究是搞不好事的。

医院和医生之所以排第三重要,则是因为:人家一旦前来延医,看重你了,你有没有本事,此时可就是决定一切的了。

上述三者,医院和医生的问题,我们后面再谈,因为本部分的任务就是讲癌症、白血病和尿毒症之治的,肯定要讲医院和医生应当如何做。现在,我想借此机会,先讲一下病人及其家人、亲友的作用和重要性,包括罢手而去的大夫,如马上要讲到的李文侠先生。

重庆市涪陵区有一个女孩子,名叫陈影,患肝硬化腹水及臌胀病,从乡下去到区、市的大医院诊疗,至今没有根本的转机。有一位北京某肝病研究所的所长,名叫李文侠的医生,肝病专家,曾经从北京不远万里来到陈影身边,为其诊治。其精神之高尚,十分可敬。

但是,这位医生,并没有治好陈影的病,而是无功而返,返回北京了。

不仅如此,他所留下的"权威意见",对于陈影的后续治疗,可能还有不利影响。

据陈影的同学兼好友贺姣姑娘在电话里亲口对我讲:李文侠先生临走之时,并没有说"我已尽力,另请高明"之类的话,而是丢下这样一句话:我看,最好,还是换肝吧!

现在,从贺姣姑娘的 QQ 空间里,可以见到李医生回京后写来的书信,全文是这样的:

http://user. qzone. qq. com/442737286/blog/1332514786#!
app＝2&pos＝1332514786

"陈影、女、22 岁,重庆涪陵人,大学生。患有慢性乙肝、终末期肝硬化。本人曾经在 2012 年 2 月 19 日晚,到重庆市涪陵区中心医院(三甲医院)看望患者。经过医院同意,向住院医师详细的了解了陈影的病情。对于陈影的肝功能等各项检查出现的异常,对于大量的顽固性腹水和胸水,依据本人十几年的救治经验,我并不担心。但是,当我看到陈影的肝脏 CT 片子的时候,还是非常的震惊的!从整个肝脏的形态上看,呈'菜花样'或者叫'葡萄粒'状。肝硬化结节,遍布整个肝脏所有的部位。这说明肝脏已经是完全性萎缩了。这样的病例,在以前,我们前前后后十几年,总共才遇到 8 例,其中有 3 例,对于我们的治疗毫无反应,因此我们都及时地建议那 3 位终末期肝硬化患者,到某些三甲医院去做了肝移植手术。毫无疑问,由于事先传过来的 CT 片子是纸质的,分辨率比较低的原因吧,造成我最初的误判,以为自己还有 50％的把握性呢。等看到真正的 CT 片子的时候,才知道陈影的肝脏萎缩程度,已经大大的超出了我的预想。现在看到希望的是:经过我们和重庆市涪陵区中心医院的治疗配合,陈影的疾病从治疗的第二天开始,出现了好转的迹象,而且现在是一天比一天要好些,但是我们也只能够表示非常谨慎的乐观。

"我的目的就是想通过这样的形式,达到一个抛砖引玉的作用,让那些热心的肝病专家、学者,以及有着丰富的肝硬化治疗经验的医生们,献计献策,能够给陈影同学提供一个更好的治疗方法,帮助陈影同学渡过难关!

"如果是民间的医生,或者是自己有祖传秘方的先生、女士们,请首先提供你们曾经治疗患者详细的病历资料和统计资料。

"这里有三甲医院各种检查资料,是我从陈影那里拿到的。希望那些热心的肝病专家们和有丰富的肝硬化治疗经验的医生们,都能够积极的参与到陈影的救治活动中!

"谢谢大家!

北京华泰康宁中医药研究所　李文侠

2012 年 2 月 23 日星期四"

对此,我在 2012 年 3 月 24 日发了一个回复性的评论,内容如下:

"特殊情况,特殊处置。……如果当年,你的那个神马药方,在承德的时候,第一例病人也这样要求,你和你的夫人就不会有今天,那个病人也不可能得到被治好的奇迹。古人讲,己所不欲,勿施于人。换成你,如果处于陈影或其家人的位置,你会轻言去换肝吗?"

大家知道,在这个世界上,总会有一些逻辑上的悖论,不好解决,比如:名医,都是从新手变成的;妻子,都是从处女过来的;教师,都是从学生过来的;领导,都是从被领导上来的;……等等,等等。

实际上,李文侠所说的"有着丰富的肝硬化治疗经验的医生们"可能治不好陈影的病,李文侠本人就是明证。这样的病,恰恰有可能,被他所看不起的"民间的医生,或者是自己有祖传秘方的先生、女士们",加以治好。

可是,现在,肝病专家李文侠先生却利用自己的名望和地位,说什么"请首先提供你们曾经治疗患者详细的病历资料和统计资料"!

这实在是可笑之极!

试想一下,这样的病例,李医生及其夫人十几年时间里才遇到8例,而且不一定与陈影的病情相同,更不一定会这么严重。既然如此,一上来就要人家民间中医首先拿出"曾经治疗患者详细的病历资料和统计资料",请问李先生:这与要求可能是一婚并很可能还是处女的新娘拿出此前的性生活资料以及所生孩子的统计资料来证明自己不是石女并且一定有生育能力,又有何不同?!

实际上,李文侠先生自己本来也不是中医,而是西医。他之所以成为今天这样一位能在北京立足的肝病专家,除了大脑聪明、有悟性以及夫人是中医之外,其所医治的第一个病人对其的信任,是决定性的。如若不然,他和夫人所搞出的中药方子,可能到今天也还停留在纸上谈兵的阶段! 而他在承德当年能碰上那位病人肯服他的药,虽然偶然中存在着必然性,此必然中也有着极大的偶然性。笔者初入治疗癌症的医生之列,与此也有某种相似性。设若当初,患者或其家属不肯服我药,又怎么能知道行或不行呢?

我在百度"中医吧"里,常见网友有这样的说法,就是:"绝不能做医生的小白鼠!"初闻此言,我是本能地感到,讲得对,讲得好,讲得妙极了! 病人怎么能做医生的试验品呢?!

可是,静下心来之后,回头重新细想一下,又觉得不对了:

《神农本草》哪里来的? 据说是"炎帝"他老人家品尝出来的,余恐民众参与的品尝更多些吧?

《黄帝内经》哪里来的? 大概不是或不一定就是轩岐先贤们凭空拍脑袋想出来的吧?

张仲景的《伤寒杂病论》怎么写出来的? 应该说是医疗实践中

总结出来的吧？即使"中医武将"刘东军先生所言不虚，可从《易经》中推演出来，那《易经》也不是或不完全是周文王一人苦思冥想"演义"所得吧？

再说实验。

无论是癌症也好，白血病也好，尿毒症也好，离体实验与人体实验，总会有这样那样的不同吧？而人体实验呢，西医所依凭的死体解剖，总不如中医的活体治疗之实践吧？

由此可见，几千年来，从古到今，以至未来，任何人都难以绝对避免"以身试方"和"以身试药"的情况。

据文献记载，民国时期，也就是 20 世纪 30 年代，曾有一位当时的名医，冒着生命危险，坚持服用"川乌 9 克 + 白蔹 9 克"这一"反药药对"达 10 年之久！此种精神，令人感佩。

中医与西医有许多不同，其中有两点比较突出：

第一，中医是经验科学，西医是实证科学；

第二，中药是天然药物，西药是化学药物。

作为实证科学，西医认识人体结构，主要靠解剖，也就是研究死体，获取知识；

作为经验科学，中医认识脏腑、经络和阴阳之道、五行生克等等规律，主要是通过长期生活实践中的体悟，"体"是体验，"悟"是感悟，积累经验，产生飞跃，得出具有规律性的认识，这就需要研究自身，研究活体。

作为化学药物，西药可以通过离体实验，包括动物实验和非动物试验，来获取信息，判断疗效；

作为天然药物，中药从一开始就药食同源，其功效与作用，都是先民们一口一口地品尝出来的。

这就充分说明，中医药过去和现在，都是靠人、而不是动物实验发展起来的。将来，即使借鉴西医药，搞点儿动物实验什么的，也不可能从根本上改变主要靠人的自主体验这一特点。

回到陈影之病的治疗上来，下面所发的是 2012 年 3 月 27 日重庆台报道陈影有关情况的视频链接：

http://www.fld2d.com/thread-9082-1-1.html

不过，与视频报道中某医生代表院方所表达的看法（此人可能也受到了李文侠先生之"权威意见"的影响）不同，当前，陈影之治的最大危险，恰恰是认定"换肝为最好办法"的认识误区。

肝病换肝，肾病换肾，脑瘤开头颅，骨折上铁钉，心脏病换心脏，或做心脏搭桥手术，……西医眼中"最好的办法"，可能恰好是最坏的办法！

依余之见，打破中药"十八反"、"十九畏"的配伍禁忌，或许可能是治疗陈影之病以及本文所论癌之"类病"的更好出路，亦未可知也。

五、癌症治疗的中西医之误

关于癌症之类顽症的治疗，我一再讲这样一种观点，那就是：目前我国的癌症治疗，存在着"中西医皆误"的情况。

西医的问题是，只会"三板斧"：开刀、放疗和化疗。

目前，西医虽然也开始重视精神疗法和免疫疗法，甚至已开始研究发明"癌症疫苗"，但是总体上，距离中医还差很远，主要是思路不同，与中医药不在同一个层次上。

中医的问题，则是偏面强调辨证论治，忽视专方专药，或者将其视为异己而加以排斥。

比如，在诊断上，通过把脉确定病人偏离常态，而进行"纠偏"即辨证论治并且取得一定疗效，其结果，弄得不好，恰恰可能掩盖其癌前病变甚或已经发生癌变的问题，造成误诊，其害甚大。

再比如，在癌症已经被确诊之后，一味只知辨证论治而不知使用专方专药，或者一味强调扶正而忽视或不敢攻伐，都可能会坐失良机，造成不可挽回的后果。

我本人主张因人而异：正气可支者，以攻伐为主，扶正为辅，或攻伐为先，扶正为后援；已不可支的，先行扶正，伺机攻伐，并于适当时进行攻伐为主的战略转变。

总之,我是偏重于攻伐的"好战派",缺点是:风险大。

至于攻伐癌症毒邪的手段,除三草汤外,主要是以毒攻毒,药用白砒石、红砒石、雄黄、雌黄、轻粉、巴豆、马钱子和黄药子等,但不能全上或胡乱堆砌,而只能精心选用一种或几种,适当组合、合理配伍,以克癌毒;用治白血病的,还应适当选加凉血药,防止血热。

特别需要说明的是,白砒石和红砒石的砷含量都在96％左右,无论用于治疗白血病或其他癌症,其治疗量都是成人每天2毫克以上,中毒量则在5毫克以下,而致死量为20毫克。因此,其单味独药的安全用量为:白砒石或红砒石研末为粉,成人每天2—4毫克,中等标准为每天3次,每次1毫克。或者,鉴于砒石或砒霜的安全剂量甚微而不易掌握,每服3毫克,一天一次,也是可以的。也就是说,成人日服用3毫克足矣。如与其他有毒药物合用,则此药之用量,还须等比或不等比减少。

当然,上述毒药,无论是一味单用,还是多味同用,如与辨证药、特别是扶正药配伍使用,都可于一定程度上减轻其毒性。比如,黄药子3克与当归7克同煎,或者,3:7为率研末为粉,配制成丸散,都可以减轻其对肝脏的毒性作用。但这不能成为轻率加大毒药剂量的理由,只不过可使医生更放心、患者更安全而已。

当然,中药有毒,中医有风险,是肯定的。不仅"十八反"、"十九畏"配伍和以毒攻毒药有很大的风险,而且,就连普通的中医外感药,用之不当,也会致人死命。

比如,最典型的,就是麻黄与麻黄根用反了的话,病人会有生命危险:

人有发热而汗不出者,当以麻黄汗之,如果误用了麻黄根敛汗,或者相反地,人有汗出不止,当以麻黄根敛之,误用麻黄发汗的话,都会造成不可收拾的局面,后果严重,不可不慎。

也因此之故,中医一直有不得"虚虚"、"实实"、"寒寒"、"热热"

之戒。

　　不过，为医之难，不在于不知道此种戒律，而是有时会遇到真寒假热、真热假寒、真虚假实、真实假虚或寒热错杂、虚实兼证的复杂情况。这些对于高明医生来说，当无问题；而对我等"半瓢水"来说，可就难了。

　　尽管如此，我还是想在此再敲打一下癌症治疗的"中西医之误"。

　　如前所说，西医之误在于只知道使用"三板斧"：一开刀，二放射，三化疗。

　　这开刀呢，事实证明是有用的，许多人因此而活了下来，就是明证。但是，适合开刀切一下的，只能是早期。中晚期的，就不要切了；中医药治疗，比开刀要好得多。

　　一个显而易见的道理是，开肠剖肚，或者开脑壳，虽然搞得好能救人一命，但其对人体的伤害，也与战场上中敌一箭或挨敌一刀（非致命性受伤）大同小异：

　　一是有刀口，二是会失血，三是要输液，四是要缝合，五是要拆线，这六呢，就是可能还要输入他人的异体血。

　　这异体血，撇开疾病感染的风险不谈，也还有一个排斥的问题。不输异体血，无疑会更好些。

　　另外，即使是早期癌，一刀下去把毒瘤子切了，其周围的癌细胞，你就是贴着骨头使劲地刮，也不可能刮得那么干净，总会有多多少少的癌细胞存留下来。之所以癌症不能根治，而只能追求 5 年、10 年、15 年或 20 年、30 年以上的高质量生存率，原因就在于癌细胞无法清除干净。

　　当然，正常人身上也可能会多多少少有一些癌细胞，这还不算癌前病变，癌前病变已很危险了。没有发生癌前病变的人，也可能会有一些癌细胞。但是由于总体状况好，癌细胞受到肌体大环境的制约，不能恶性增生，即使时而有所增加，也不致失控。所以，如无意外，可以与癌共存，活 30 年、50 年、70 年、90 年，就与其他人完全一样了。

不过，需要顺便说明的是，正常人体内，不一定是都有癌细胞：有的人有，有的人没有。那种断言每个人身上都有癌细胞的说法，失之武断。全球七十多亿人，你怎么知道的？既然不知道、也不可能知道，凭什么断言每个人都有？

再者，什么叫癌细胞？起码一条，就是具有恶性增生的潜在特质。不然，能说是癌细胞吗？通俗一点讲，癌细胞就是危险细胞或曰具有潜在危险性的人体细胞或生物细胞。既然如此，既然癌细胞不是好细胞，那么，我们就只能说：每一个正常人的体内也都可能会有癌细胞，关键是人的整体状况能否控制住，进而消灭之。

"总体优，局部即无忧。"——这是中医人的一般信念。即使不全对，也不无道理。

刚才讲到，即使是早期发现的癌症，切得再及时，也不一定就能刮干净。正因为如此，才有接着搞放、化疗的必要性。放、化疗可以像中药一样杀死癌细胞，这点是肯定的。

问题在于：

第一，化疗药物的毒性，很可能会大于中医所用最毒之药（如白砒石，亦即砒霜的制作原料），而放疗对人体正常的的健康细胞之损害，或可用"杀敌一万，自损八千"的习语来形容。"杀敌一万，自损八千"或有夸张，但放化疗这两板斧砍下去之后，"杀敌一万，自损三千"，是完全可能的。

第二，西医虽然也有补益法和补益药，甚至很高级，但它没有扶正的概念和办法，更没有纠偏的概念和办法。

上述两条，就决定了西医治疗癌症，总体上讲，不如中医药。

据估计，如果实行"西医诊断，中医治疗"的诊疗方略，癌症有幸被早期发现后，如果不去住院开刀，第一时间找个好中医，那么，可以说，会有八成以上的治愈机会。

但是，西医"三板斧"用了之后呢？

用其一的，治愈机率下降为七成；

用其二的,治愈机率下降为六成;

三者全用上的,治愈机率下降为五成,也就是一半对一半!

当然,以上所说,都还是就早期发现而言;中晚期的,治愈机率可能更低些。

不过,即使已经属于晚期,也不一定就无药可治……。

现在,国内有一个有趣的现象:

癌症治疗效果好的,往往不是高官富商,反倒是家贫开不起刀、也付不起放化疗费的穷人。

原因很简单,三板斧用不起,干脆不用,及早找一个有本事又收费低的民间中医,反倒治好了。此可谓"苍天有眼,惠于穷人"乎?

尽管如此,笔者认为,对于早发现而又有钱,甚至有权者,既然条件不错,能切还是切掉为好,特别是对于那些易治癌,如结肠癌、乳腺癌、宫颈癌等,尤其如此。相对而言,肝癌属于较难治的,开刀手术的效果,不是很理想,最好还是用中医药来进行保守治疗,或有生机,亦未可知也。肺、胃癌的治疗难度为中等,居难易二者之间,早期发现的,可切可不切。

回头来说,易治癌发现较早的,为什么切掉为好? 余以为至少有两大好处:

第一是实质上的,治愈的把握确实很大;

第二是精神上的,免得后悔或者埋怨。

现在,癌症的治疗,有三种怪现象:

第一,得了癌症,不住大医院心里不踏实;

第二,"三板斧"不用完,心里不踏实;

第三,不管公费还是自费,钱花得不多,心里不踏实。

所以,中医吧有网友发帖调侃说:"西医叫人明明白白死,中医叫人糊里糊涂活!"

可不是嘛! 迷信西医而看不上中医,尤其是看不上民间中医的,无论患者还是家属,住进大医院,"三板斧"次递用完,所有的钱花干,即使死了,也会死得踏踏实实、"舒舒服服"(?!),心甘情愿!

而如果舍不得钱,进个小诊所,甚至到某个山沟里找个名不见经传的"非法行医者"(此为人们对民间中医人的正规称谓,以其无证照也),治好了都不知道是怎么治好的,心里"打鼓"在所难免。

据笔者所知,河南省南阳市内乡县余关乡谢寨村卫生(分)院有一位医生,曾经治好过一个癌症病人。但是,直到今天,医生和病人都不相信这个事实。因为,事情过去已经很久了。当初没想到竟然能治好,加上病人的病历和医生的医案记录不全,或没有保存好,给弄丢了,所以,后来,双方都怀疑最初的诊断可能是误诊。

网上,偶尔有人会循着我的"中医门外汉"网名找到我治病,总是追问:医生,你看我这到底是啥病? 到底咋办啊?

对此,有时,我会根据四诊不全的有限信息,简单作答。有时,干脆说:要问啥病,到医院检查去;要问咋办嘛,"凉拌"就行了!

我说的"凉拌",就是"冷处理"。

所谓"冷处理",就是别着急,急也没用。

我虽然从 1990 年开始自学中医,二十多年了,但到今天,总体上讲,还是个门外汉。把脉,人家能摸出 28 种来,而我充其量最多只能摸沉、浮、迟、数、滑、涩、弦、细 8 种常见脉,差二十多种呢,能比吗? 门外汉与名医过招,犹如叫花子与财主比宝,不是对手啊! 即使加上其他"三诊"(主要是舌象),也仍然很难搞准病人的情况。这也是我比较赞同"西医检查,中医治疗"的一个原因吧。

前面,我曾说过,癌症治疗上存在着"中西医皆误"的情况。"西医之误"或已讲得差不多了,而"中医之误"却刚沾个边就跑题了,现在不得不回过头来讲。

那么,中医之误,到底在哪里呢?

我的看法是,癌症治疗上的中医之误,误就误在"偏执于一"上。

本来,从古到今,中医治病都是"两条腿走路":其一是辨证论治,其二是专方专药。若只知辨证论治,不知专方专药,那就只能单腿独立,蹦着行走。

中医治病,治法不少。但大体而言,可以归为二或三或四或五个方面,用4—10个汉字加以概括。

以4个字概括,就是:"以平为期",或"扶正、祛邪"两个方面。

以10个字概括,就是:补虚、泻实、扶正、祛邪、纠偏,五个方面。

由于补虚可以归为扶正,泻实可以归为祛邪,就变成了6个字,三个方面,即:扶正、祛邪、纠偏。又由于"以平为期"可以用"持中"两个字加以概括,故此三方面也可以用8个大字来加以表达,就是:扶正、祛邪、纠偏、持中。

但由于"纠偏"也可说是"扶正"的范畴,于是就又回到开头的"扶正、祛邪"或"以平为期",它们的关系是"一分为二,合二为一"。

从"分"的角度讲,这"一",就是"以平为期";这"二",就是"扶正"和"祛邪"两大方面。

从"合"的角度看,扶正本身,有祛邪的作用;祛邪本身,也有扶正的作用。所以,扶正与祛邪,可视同于一回事。

也正因为如此,有的中医人,只祛邪,不扶正,秉持的理念是"邪去正自安"。

相反,有的中医人,只重扶正,不重祛邪,秉持的理念是"气正邪自去"。

现在的问题是,对于癌症、白血病、尿毒症以及其他许多疑难杂症、顽症和所谓的"绝症"(如艾滋病)患者来说,前述4—10个汉字所能概括的任何办法,都不可能解决问题:

比如说,"以平为期",病人的癌细胞或白血病细胞在恶性增生,你所期之"平"达到了又能如何?!

比如说,"补虚、泻实",病人的癌细胞或白血病细胞在恶性增生,你"补"得好吗?"泻"得了吗?!

比如说,"纠偏持中",病人的癌细胞或白血病细胞在恶性增生,你"偏""纠"了又如何?! 你的"中","持着"了又能怎样?!

比如说，"扶正"，很好，很重要，可是，病人的癌细胞或白血病细胞在恶性增生，"正"能杀癌吗？或许有帮助，但却远不够。

接下来的，就只有这"祛邪"一招，最狠，也最为重要了。

但是，要在病人的癌细胞或白血病细胞恶性增生的情况下去其邪毒，杀死癌细胞或白血病细胞，单靠辨证论治，恐怕是辨不出名堂，也治不好的。

中医讲究辨证论治，这被认为是其精髓。但辨证的方式方法很多，辨证的层次有高有低，可以说有 N 多层次。奥秘在于，辨证的最高境界是不辨证，确切地说，是通过初步辨证，就能知道或判断出：什么情况下，当辨证论治；什么情况下，不能或不必辨证。

中医传统的"祛邪"（也叫"攻伐"）办法，依金代医学家张从正（字子和）所言，主要是汗、下、吐三招，或也可称为中医"攻邪"的"三板斧"吧。

汗、下、吐三法，有时被称为"泻实"之法，甚至可归于"纠偏"之法。但对于癌症和白血病的治疗来说，汗、吐两法压根儿就不沾边；稍沾点边的，惟"泻下"一法。

而所谓"泻下"，就是拉稀。也因此之故，有人戏言说："拉稀是硬道理"！

讲此话者，善用控涎丹。你还别说，这控涎丹治癌症，不算太离谱。对此，我深信不疑，只是一定要用"加味控涎丹"。如不加味，力度不够。至于怎样加味，各家或许都有绝招。我的办法，不见得比别人好，就不讲了。

笔者认为，除了加味控涎丹之类的特效药之外，这"祛邪三招"中最狠的"泻下法"，治疗癌症类病，是无济于事的。

比如说，大黄，作为典型的单味泻下、清热祛邪的要药和常用药，一般来说，有效治疗量为 1—4 钱（3—12 克），而不伤正的安全剂量为 3 钱（9 克）以下。

但是，即使你心一横，斗胆用上 3—4 两，100 克左右，把病人"泻"个半死，恐怕也治不了癌症！谁若不信，可以一试。

不过，用大黄来治疗尿毒症的话，倒是有效，即使不能解决问题，至少要比治癌症好。

为了防止拉稀过度，就有必要加点附子。当大黄遇到附子，情况就好多了。其中之妙甚多，一时难以尽述。

当然，附子伍大黄，远不足以治疗尿毒症。除此之外，还须选用益气、活血、温肾、利湿的扶正和祛邪药。尿量偏少或有浮肿的，选加车前草和(或)牵牛子(炒熟)；而尿量偏多且不浮肿的，则可添加覆盆子和杜仲(生用)。

总之，中医治癌症类病，不能单靠辨证论治。正确的做法是，辨证论治为辅，专方专药为主，两相结合，两条腿走路，不能搞单打一。

顺便说，偏面强调辨证论治，有可能否定专方专药，但专方专药却可以兼容纠偏、扶正，而不相排斥。

至于中医祛邪之法，如前所言，不能单靠汗、下、吐老一套。汗、下、吐三法，可取其"下"法。与其同时，还须根据具体情况，另谋他法。

记得有一条商业广告，印象很深，说的是："广告做得好，不如'新飞'冰箱好"。

如果允许按此造句，我们似乎也可以说：

把脉把得好，不如方药用得好；

天生力气棒，不如武功棒；

拳脚耍得好，不如枪法高；

最好的冷兵器，不如最差的热兵器；

最好的航母，也打不过最差的氢弹或原子弹。

同样道理，懂《神农本草》的，需要读点《黄帝内经》；懂《本草》和《内经》的，需要学点经方、时方和其他方药；精于使用"常规武器"的，要是能来点"非常规的"，或许更好。而我目前，最差劲的，则是缺少基本功训练。

虽然如此，我还是认为，子和先生的《汗下吐三法尽治病诠》

（见《儒门事亲》卷二），当时即偏，今则大谬。就癌症类病而言，吾恐非以专方专药（包括毒药）攻其毒邪，无以治之矣。而此攻毒之毒，即为祛邪之第四法也。

实际上，癌症类病之治，需要"辨证用药"与"非辨证用药"二者相结合。

非辨证用药，对所有癌症类病都是一样的，即都要针对毒邪采取措施：该解毒的解毒，该杀毒的杀毒，该排毒的排毒，该清除的清除。

具体说来，第一，对有形肿瘤，其治重在一个"消"字，也就是大家常说的"软坚散结"，将癌肿"大而化小，小而化了"，使其烟消云散而不致为害。显然，这个"消"字，突出强调的是治疗手段。消者，削也、息也、弭也。

第二，对无形肿瘤，即白血病，其治重在一个"凉"字，突出强调的是约束条件，也就是说，无论病人此病是否为骨蒸、血热所致，皆使其不致出现血热，而使治疗受阻或康复逆变。

第三，对急慢性肾衰竭和尿毒症，亦即所谓的"第二癌症"，其治重在一个"活"字，突出强调的是治疗目的，那就是要活肾，亦即尽可能地恢复肾脏之活力。

至于这"消"、"凉"、"活"3个字里面，究竟还有没有更多的内容、更深的内涵，那就取决于读者的悟性了。

我在江汉大学法律系的课堂上，曾对学生讲过3句话：

第一句是："开卷有益"，但"尽信书不如无书"；

第二句是："听君一席话，胜读十年书"，但"尽信师不如无师"；

第三句是：我对学生一视同仁，给你们每个人所讲的一样多，但你们从我这里所能学到的，则绝对不会都是一样多。

为什么？

原因很简单，除了听讲时的注意力集中程度不同，以及理解力和记忆力不同之外，最主要的，就是悟性不一样。

比如，老师说，白花蛇舌草是广谱治癌药，海藻伍昆布是广谱治癌药对,三草汤是广谱治癌药组(三味一组),半夏反乌头是广谱治癌反药,……好家伙,学到不少吧? 但是,如果学生没有悟性,不善于用心去体悟的话,那么,老师所灌输的这些知识,必有百害而无一利!

关于学好中医的条件,我曾讲过这样的话:

第一是悟性,第二是读书(包括拜师学艺),第三是实践(包括临床及非临床活动,以及游学、侍诊、抄方和种药、采药等),……其他则属于四五六七八,不那么重要了。悟多少,是多少,悟性最重要。

六、再论偏执于辨证论治之害

世人偏执于西医,这种情况很多,方舟子就是一个典型。其诸多反中医的言论中,有一个关于"上火"的说法非常搞笑。他说(to the effect,大意如此):

上火的情况有许多种:有的是细菌性的炎症引起,需要消炎;炎消了,火也就下去了。有的是病毒引起的,需要杀病毒;病毒杀灭了,火也就下去了。

那么,事实如何呢?

事实是,与他说的完全相反:不是炎消了,火就下去了;而是火下去了,炎症就消了。关于此点,我们放在稍后再谈。先说与方舟子没有直接冲突的情况,那就是:有的炎症,与上火无关,比如说,战场上打仗,因受伤而撤下来的伤员们,其受伤部位的发炎,就与中医的"上火"没有任何关系。在这种情况下,任凭你怎么用中医中药来"下火",也不可能将其炎症消去,只是拖久了,往往炎症也会下去,不过十有八九可能是自愈的。

显然,这是一种典型的细菌感染性炎症,由西医用西药(如抗生素)来治疗,就非常有效。如果一定要用中药的话,当然也可以,不过不能从"下火"的角度辨证施治,而只能从消炎的角度用药。

但是,有时候,一个人的某个部位发炎了,则完全可能是由"上火"引起的。在这种情况下,尤其是开始发炎的早期,由于此炎症尚属量变阶段,此时,只要由中医来稍微用一丁点儿中药的下火药,就会起到"釜底抽薪"的效果,炎症立消。中医治疗这种发炎,可以说效如桴鼓,立竿见影,事半功倍。如果像方舟子所说的那样,去找一个西医用西药来治疗的话,不能说他消不下去炎症,但极有可能的是,像"杀猪杀屁股"一样,折腾半天才完成任务。换句话说,事倍而功半之。

以上所讲,说明偏执于西医之害。

但是,偏执于中医的辨证论治,其害一点儿也不亚于此。

比如说,一男性青年,婚后纵欲过度,或婚前听信方舟子之言,以"手淫无害论"为支撑,长期为之而不能戒除。这就很容易造成肾虚,首先是肾阳虚,进而损及肾阴,阴虚火旺,进一步纵欲,于是又反过来损伤肾阳,造成阴阳双虚,并且进入恶性循环。在这种情况下,到其发现身体不支时,为时已经有点儿晚了。于是,看西医,看中医,或者自己看书买药,以补其虚。补来补去,补得"上火"了:脸上长疖肿,头上长疮包,身上其他部位(如腰部或臀部)也可能会起包、长疮。

在这种情况下,看西医的话,就是打针消炎,甚至输液,事倍功半一如前述。

那么,看中医呢?

依余之见,看到这种情况,"急者治标,缓则治本",根本就用不着辨证,一上来就可以给患者开方用药。比如说,方用余拟"(清热)解毒汤",药用:大青叶 6 克,金银花 5 克,野菊花 9 克,蒲公英15 克,紫花地丁 15 克。

煎汤代茶,每日一剂,频饮。

让病人先服用两三天,看看如何。估计三五天,最多一周,也就差不多了。

然后,根据患者前来复诊时的情况,如有必要,可细细辨证,妥为处置:虚者补之,实者泻之;阴者阳之,阳者阴之。

但是,如果碰到一位老中医,见到上述情况,一开始就先给患者把脉、看舌,望、闻、问、切,四诊合参,一套程序走完之后,就可能会发现:患者除了前述阴阳双虚之外,还有"由母及子,由子累母"的情况,金、木、水、火、土,五行生克,先天之本已亏,后天之本亦损,证属脾肾阳虚,且肝郁气滞,并致血瘀,痰浊壅阻,湿热下注,又因寒热错杂,而有寒湿困于中焦之象,加之心肾不交,阴虚火旺,津液已干,需补水增液……如此一来,老先生也不知如何是好了。

最后,没办法,想到"肾为先天之本,脾为后天之本",干脆,一不做二不休,还是从补脾肾"二本"下手吧。

于是,拟方、开药,患者呢,当然只能依方而行,但不知到哪一天才能把满头满脸的疮疖消去。

呜呼,好端端我中华国医,就这样被"偏执于一"的理念误导、误用。

此其捍卫中医哉?吾恐坏我中医也!

七、多因致病与多侧面围攻

在癌症和白血病的治疗问题上,百度"中医吧"里,有人为了强调辨证论治而否定专方专药,曾经提出这样一种说法,问:如果楼上水管坏了,漏水,你不通过辨证,找出漏水原因,把水管关上,而只一门心思在楼下排水,何年何月能把水排干啊?

对此,我的回答是:

不从源头关掉来水,肯定不行。但是,关了水龙头之后,楼下的水就会自动排走吗?恐怕不会吧。

为了便于说明问题,我们还可以打一个比方:

一棵小树长在那里,如果你用手把树干折弯的话,即使折弯到90度而成直角,只要它没有被你折断,那么,你一松手,它还会复原、挺直,或日后长直;即使它自己不能复原、挺直,或者日后不能自己慢慢长直,你只要用几根杆子将其撑起,也总有一天会长直的。

但是，如果你把它拦腰折断，就发生质变了：不仅松手后它不能复原，而且用杆子撑起来，它也长不直。其可能的前景有二，一是残废掉，二是死掉，而你则不得不重新另栽一棵新树，以为弥补。

同样道理，一个人一旦由于前述 10 大原因中的任何一种或几种而得了癌症，患了"质变病"，不再是"量变病"，那么，即使能通过辨证论治消除本源，也不一定能够治好其病。

扶正，广义的扶正，包括"补虚"和"纠偏"两个方面，而"纠偏"与"补虚"是部分重合的关系；不重合的那一部分，就包括纠正不属于虚证的偏胜或偏盛。扶正，肯定有利于人体本身的自愈机制，但并不能完全解决问题，尤其是不一定适合于所有的病人。

也许，有些人仅靠广义的扶正（即补脾、健胃、调肾阴阳和疏肝、理气、化痰、去湿等几招）就可以康复，但对更多的其他人来说，还是需要有特效方药来攻伐毒邪，杀死癌细胞或白血病细胞，以及排除掉尿毒症患者肾脏的毒素，以升清降浊、清毒活肾。

这方面，中医的专方专药，可弥补西医西药和中医辨证用药二者之不足，同时又兼具二者之所长。比如，既可以在专方中加入扶正药，又可以像西医化疗药物那样，杀死某些致病病毒或癌细胞、白血病细胞等。特别值得一提的是，中医方药的此种功效，具有一定的模糊性和超广谱性，虽不像西医西药那样精确，但却具有更大适用性。

回到前面的话题上来，癌症治疗的中医之误，撇开上面所讲之外，其于"纠偏"上的"偏执于一"，也很成问题。

这里，所谓"纠偏"，狭义而言，主要是"阴者阳之，阳者阴之"，即寒者热之、热者寒之，虚者补之、实者泻之，郁者解之、塞者通之，湿者燥之、燥者润之等；广义上讲，也还包括血瘀者活而化之，痰浊者祛而清之，心肾不交者交而通之等。

而所谓"偏执于一"，则指的是：有些中医人，企图通过以把脉为主的传统四诊，找到单一或最主要的病因，针对性地组方、下药，加以纠正。

那么,这样做对不对呢?

笔者认为:也对,也不对。

其所以"对",是因为,在所有或几乎所有的致病原因中,必有一个主要或最主要的原因。既然如此,通过把脉和四诊互参,找出这样一个主因,无疑有利于此病之治。

其所以"不对",是因为,人之患病,无论是普通的外感之病,还是疑难杂症,都不是或不一定是由某个单一原因所造成的。作为顽证的癌症、白血病和尿毒症等高险疾病,就更是如此。

也就是说,人之为病,必有一个相当的过程,并有一个"由量变到质变"的重大转变。就像通常所说"最后一根稻草压垮骆驼"一样,既有多因素综合起作用的问题,也有一个是否到临界点的问题。

比如,在前述导致癌症的 10 种甚至更多种复杂原因中,一个人犯了其中一忌或两忌,并不一定就会得癌。极而言之,一个人,即使父母、祖父母和外祖父母六人皆死于癌,即使他或她出生时秉赋极差,弱不禁风,也不一定就会得癌。

一个很显著的例子是,毛泽东虽然长达几十年时间里"昼伏夜行"("伏"者,睡也;"行"者,"醒"也,即通宵达旦地工作、办公,写作、开会,不睡觉,东方泛白时才倒头睡下),但他也没有死于癌症。这,既有他秉赋超常的个体差异在那里撑着,也有"单因不成癌"的原因或因素在起作用。

进一步说,有的人,甚至可能犯了前述三忌、四忌、五忌,也不一定就会得癌。

但是,时间长了,累积多了,总有一天,不知什么时候,不知哪一位犯禁忌者,一不小心,说不定就会被"最后一根稻草"所压垮。

当一个骆驼被背上的最后一根稻草所压垮时,下大功夫找出其中哪一根稻草是其主因,有意义吗?

当一个人吃 5 个馒头不饱,而吃第 6 个就饱了,或者再喝一碗粥就饱了时,下大力气找出其所以吃饱的主要原因,有意思么?

当一个人连续犯忌而终于得癌时,通过把脉和四诊合参来找出其中的惟一或最主要原因,从而据此组方、遣药,或采取其他针对性措施,真的像论者所讲的那么重要么?

撇开癌症之类高危高险病不谈,即以次高危的五脏六腑头面四指其他杂病而论,我认为,肝郁是其第一个原因,接下来就是一个相当完整的辨证链条:

肝郁,必然气滞;

肝郁、气滞,必然血瘀;

肝郁、气滞,加上血瘀,脾失运化,必然出现痰浊壅阻;

肝郁、气滞、血瘀、痰浊,必然会造成湿热下注或寒湿凝于中焦;

肝郁、气滞、血瘀、痰浊、湿邪,必然会造成心肾之不交:心火化热于上,而不能下温肾水;肾水寒凝于下,而不能上达于心以制其火,而火之化热又必然会耗损津液和精血,进而使整个人的神、气、血、津、精都受影响,甚至得癌或其"类病"。

如此看来,要治由此导致的任何一种疾病的话,单纯性地从肝论治或从痰论治,或活血化瘀,或清热利湿,甚至两两兼顾如痰瘀同治、气血同治、脾肾同治、心肺同治、肝肾同治、心肾同治等,都不一定能解决问题。

元代朱震亨(号"丹溪")承《内经》"五郁"之论,创"六郁"之说,制"越鞠丸",以香附、川芎、栀子、苍术、神曲 5 味药,通治气、血、火、食、痰、湿六郁,其中的苍术一味,或可兼治痰、湿两郁。由此,创造了"多靶向开火"和"多侧面围攻"的范例。

今天,我们能据此认为朱丹溪不重视辨证论治吗?不能。

那么,我们能反过来因为朱丹溪重视辨证论治而忽视其所开创的多靶向用药和多侧面围攻法之重要意义吗?也不能。

当然,朱丹溪的越鞠丸并没有平均使用力量,而是以香附为君药,以疏肝理气为主攻方向。但是,即便如此,也不能因此就轻看了他的"多目标决策法"及其意义。

这里，所谓"多目标决策"，是我从政治与行政学中借用的一个概念，要义是沈绍功先生所讲的"扩大治疗面"，相当于"多靶向治疗"或"多侧面围攻"的另一种表述。

而我想再次强调的是，虽然肝气郁结是百病之源，居最上游，然而，一旦气郁已经致病，则疏肝解郁虽十分重要、万分必要，因而居百治之先，也并不一定能解决问题。对于已致之病来说，下游各环节，都必须随之一一加以破解，才有可能治愈其病。

显然，以上所言，与上面所讲"头脸长疮，急需治标"的情况，不完全一样。二者虽然都有"偏执于一"之失，但其所"失"的具体情况，则有所不同：那里失之于执意辨证，这里失之于苦寻主因。

因此，对于本节所论"多因致病"的情况，可以这么说：

肝郁既解，理气为先；

肝疏气行，活血为要；

血瘀即化，痰湿突显；

痰湿邪祛，交通心肾。

心肾如不能自相交通者，则可添加"交泰"二味（肉桂、黄连，或莲子心）以为通之。这也不仅仅是为了利眠，实为"六证通治"之一环也。

普通杂病如此，癌症"类病"亦如此也。

以上所讲，都是说的"多因致病，多侧面围攻"。但是，为了不致误导读者，这里，也有必要顺便指出，世界上还有另一种概念的"多因致病"，那就是：有两种或两种以上的原因，其中，任何一种原因都可以致人以病。

比如，有的人，单单因为动辄生气，肝郁、气滞，就可能会患上癌症，而且不一定就限于肝癌；

有的人，可能就因为经常熬夜而患上癌症，虽不一定限于肝癌，但得肝癌的可能性则是最大的；

有的人，可能就因为喜欢吃剩菜，或者可能喜欢吃熏肉，或者可能因为居住在空气中弥漫着二恶因的垃圾场附近等任何一项原

因,而患上癌症;

有的人,可能因为血热骨蒸,久而得癌(血癌,即白血病),而有的人却可能因为卧室装修甲醛超标而得此病;

有的人,可能因为一场感冒用药不当就死于肾衰竭和尿毒症,而另有人则可能因为肾炎久治不愈而致肾衰竭和尿毒症;

……等等,等等。

这就如同一个人吃饭,有的人面条加馒头再加半碗肉和菜才能勉强吃个半饱,而有的人则仅靠一大海碗面条就可以吃饱的道理一样。

世界之大,无奇不有;各种情况,不一而足。

八、癌症"治愈"的相对性

关于白血病的治疗问题,中医吧"hello 平平"姑娘有一个帖子,其题目在逻辑上就是有问题的。

她说:

"谁能治愈我的白血病,我就嫁给谁!"

问题是,什么叫"治愈"?

应当承认,对于白血病患者来说,治疗效果最好的办法,是骨髓移植手术。但是,难度很大,撇开钱的问题,首先就是找不到与其正好匹配的骨髓。

除此法之外,化疗达到完全缓解的,也已经可以说是差不多治好了。

中药治疗白血病,能够达到完全缓解的,也可以说是基本治好了。相对而言,急性白血病(简称"急白")发作期的危险虽然远大于慢性白血病(简称"慢白"),但治疗得法,预后良好。也就是说,急白治愈的机率,大于慢白。

但是,总体来说,癌症类病治愈的机率,都不是很高。

所以,目前,西医的化疗和中医药治疗,主要都还是追求尽可能提高生活质量前提下的长期生存率。

由此可见,所谓"治愈",首先就有广义和狭义之分:狭义是指彻底治愈,广义包括基本治愈。而由于彻底治愈的机率不高,或者说,很低很低,所以,在绝大多数情况下,对绝大多数患者来说,真正有意义的,是广义的概念。而这种概念,就具有相对性。

因此,在彻底治愈没有把握或可能性很低的情况下,对于医院和医生来说,每 100 个患者中有多少人能够生存多长时间,就非常重要。这样,5 年生存率、10 年生存率、15 年生存率、20 年生存率以及 30 年以上的生存率,都是值得追求的目标。而对于患者及其家人来说,在尽可能提高生活质量的前提下,尽可能长的生存时间(而不是比率),则是其所应当追求的目标。

当然,无论对哪一个年龄段的人(包括刚生下来的婴儿)来说,如果能够通过治疗再高质量地生存 30 年、50 年年、70 年、90 年或其以上,则在实际上与完全没有得白血病的人并没有什么实质性的区别(此点后面还要讲到)。区别,仅在于概念之不同。也就是说,重要的是,相对的"治愈",而不是绝对的"治愈"。绝对的"治愈",即与健康人完全一样,不是不可能,就是没指望。

实际上,完全彻底的绝对治愈,本身在逻辑上,就不成立。

打个比方说,一个人熬夜到凌晨 5 点睡觉,然后恶补,睡他 10 个小时,你说他的损失弥补了么? 恐怕只能弥补从他开始睡觉之时起的这个损失,而他此前通宵没睡的损失,永远也是无法弥补的。

再比如说,一个成功进行过处女膜修复的姑娘,也不可能等同于真正的处女,因为她已经有了性生活的经历,生理上和心理上都已经改变了。

癌症类病患者被治愈之后,至少有两点,是与其他人不完全相同的:

第一,其复发的可能性,远大于其他健康人得癌症的可能性,因为已是轻车熟路嘛;

第二,复发后比其他人得癌症更难以治疗,本文开头所讲的那个某某县人民医院院长的例子，就是明证。

这就从一个侧面说明，癌症治愈后，永远也不可能完全彻底地回到从前。

白血病，也是一样。

尿毒症，也是一样。

既然如此，还不如转变一下观念：

既然一个从来没得过癌症的人，无论处于哪一个年龄段（包括刚生下来的婴儿），对于未来能否再安全健康地生存 30 年、50 年、70 年、90 年或其以上也没有把握，那么，这与一个得过癌症或白血病或尿毒症的病人康复之后能否再继续尽可能高质量地生存 30 年、50 年、70 年、90 年或其以上没有把握，不就完全一样了么？

既然如此，何必还要去追求那个绝对的"治愈"呢？

从这样的观点看问题，活得更好、更长久，才是癌症类病患者康复之后值得追求的现实目标。

若此，则"hello 平平"希望从检查指标上确定是否治愈，从而决定是否嫁人，就非常不妥了。

何以言此？

其原因是，检查指标，靠得住，又靠不住。换句话说，指标不改善，肯定不行；指标改善了，也不一定就行。

因为，检查指标不改善，说明问题依然存在着，没有达到治疗的目的；而检查指标明显改善，甚至与常人基本一样，并不能说明病人已经与常人一样。

这其中的道理，非常简单：任何检查和化验手段，都只能检测出超过临界点的病变，而无法检查出低于临界点（或经过治疗而降低到临界点以下）的病状。

那么，处于临界点以下的身体，是否就是健康和安全的呢？

一方面，确实是健康和安全的；另一方面，也不尽然。

比如，许多癌症或白血病，是靠单位每年一次的例行体检发现的。那么，同在一个单位，同样是一年一次，为什么有的人发现时属于早期,而有的人发现时已经是中期,甚至晚期了呢?

这其中的原因很多,但有一个最主要的原因,就是不同人自身从癌前病变(量变)到得癌之病(质变)转变之临界点,到达或出现的时间不一样。

比如说,假定一个单位的所有同事都是每年 12 月 31 日一天之内完成年度例行体检的,而且年年如此,从不改变,那么,可以说,如果一个人正好是头一天(12 月 30 日)才达到临界点(发生质变)的,这样,第二天,此种病状就可以被检查或化验手段所捕捉到,于是,毫无疑问,这个人一定是处于癌症早期,而不可能是中期或晚期;

如果一个人是体检之后的第二天(即元月一日)达到临界点的,那么,到他下一次参加体检时,也就是当年的 12 月 31 日,当其病状在体检中被捕捉到时,由于已经过了 364 天,就很可能已经到了晚期了;

而如果一个人从癌病前量变到癌症得病的质变的临界点是 6 月 30 日或 7 月 1 日,那么,当他年底被查出癌症时,则可能就是中期癌症。

至于没有单位例行体检或虽有单位但因种种原因没参加单位体检的人,其被查出患有癌症,除了偶然的情况之外,就只有当其感觉不舒服时,才会去检查。这还不包括先找西医或中医治疗一段时间并取得疗效而耽误确诊的情况。

总之,指标不行,肯定不行;指标行,则不一定行。把这个原理用到"hello 平平"所要求的"治愈"其白血病上,即使各项指标都符合要求,难道真的就已经完全彻底"治愈"了么?恐怕一时还说不太准。

其原因在于,相对"治愈",要等将来;绝对"治愈",现在就要,可所能得到的却只能是低于临界点以下的结果,因而本身就具有相对性。

也就是说,无论采取哪一种办法,都不可能得到绝对的"绝对治好"，充其量只能得到一个相对于"相对治好"而言的"绝对治好"，因而本身就具有相对性。

这样，也就陷入了一个逻辑上的悖论：

要么，接受相对治愈，这是许多人所不愿意的；要么，拒绝相对，追求绝对，但却充其量只能得到相对的绝对，而无法得到绝对的绝对。

总之，对于"hello 平平"来说，要想现在嫁人，就只能依靠检查指标，来判断她的白血病是否已被某医生"治愈"，从而决定是否嫁给他；但这个指标本身是否靠得住，就很难说了。

如果真要得到可靠的结果，那就得等她再活 30 年、50 年、70 年、90 年以后，回过头来看，才能确信：她在"未来的过去"，即几十年之后的几十年之前，也就是今天，已经真的被某高人给治好了。

可是，难道，"hello 平平"能等到那时再嫁人吗？不能！

而如果她现在就嫁的话，难道能说真的是嫁给了一个已经治好其病的那个人吗？难说！

所以，依余之见，她只能选择一个她信得过的医生嫁了，也就是选嫁一个今后有可能会彻底治愈其病的人，而不是、也不可能嫁给一个已经治好了她的医生。

九、癌症患者与常人比长寿

前面讲到，癌症病人康复之后，与其他人仍有两个区别，就是复发的可能性，及万一复发时再治好的难度。

前面也讲到，如果转变观念，只追求生存而不追求绝对治好的话，在某种意义上，可以与其他人完全一样。

那么，这说的究竟是什么意思呢？

其意思就是：建立在未来"不确定性"的基础上，根据所有人对未来究竟能活多长时间"都没有把握"这一事实，将基本治好的癌症类病患者与从来没有得过癌症或其类病的人，置于完全同样的地位。

比如，一个刚出生的健康婴儿，能不能活到 10 岁？能，但没有把握。而只有当他进入生命的第 11 个年头时，即活了 10 周岁成为现实时，才有 100％的把握说：是的。

同样，一个三十多岁的健康年青人，能不能活到 50 岁呢？

能，但没有把握。只有当他已经进入其生命的第 51 个年头时，才有 100％的把握说：是的。

一个 99 岁的老爷爷，身体很硬朗，能不能活到 100 岁呢？

能，但没有把握。只有当他已经进入其生命的第 101 个年头时，才有 100％的把握说：是的。

那么，一个被治愈了的白血病患儿，能不能活到 10 岁呢？能，但没有把握。

同样，一个被治愈了癌症的年青人，能不能活到 50 岁呢？能，但没有把握。

一样被治愈了尿毒症的中年人，能不能活到 70 岁或 90 岁呢？能，但没有把握。

一个 99 岁的老人，得了癌癌又被治好了，能不能活到 100 岁呢？能，但没有把握。

这样看来，由于未来的不确定性，由于所有人对将来究竟能够活多大年纪都没有把握，所以，癌症类病患者被"相对治好"或"基本治愈"之后，如果他（她）不去追求那种不切实际的"绝对治愈"，而仅只追求高生活质量前提下尽可能长的生存时间的话，那么，其与从未得癌的其他人之间，可以说没有太大区别。认识到这一点，对于所有癌症类病患者及其家人，都具有十分重要的意义。

其意义在于，可避免因追求"完美"而付出不必要的代价。

中医有一名言，叫"中病即止"。《内经》曰："大毒治病，十去其六；常毒治病，十去其七；小毒治病，十去其八；无毒治病，十去其九。"（详见《素问》第七十篇《五常政大论》）

上引之意是：大毒治病，六成即止；常毒治病，七成即止；小毒治病，八成即止；无毒治病，九成即止。

然而,现实中,我们通常见到的患者及其家人,却常常不是这样想的,而是恨不得医生把药用到极致,把病治到痊愈十成(100%),甚至"十一成"(110%),即比没病前还要更好些!

大家知道,在市场经济条件下,有什么样的需求,就会有什么样的供给。既然病家有这样的心理,医家也就会千方百计地予以满足。于是,"虎狼医用虎狼药"的情况,就比比皆是。其结果呢,当然只能是病人吃亏,为追求理化指标的短、平、快"改善"而损害身体,甚至从长远看,为此付出惨重的代价。待其醒悟,意识到当初急功近利不对的时候,可能已经是多少年之后,也就是恶果已成,错已铸定,无可挽回了。

因此,笔者在此提醒世人,一定要认识到:病之康复绝对不能单靠医生,而应主要靠病人自己。医生治病,只能是帮助救个急、引个路,仅此而已。之所以俗语有言曰"治得了病,治不了命",其原因可能也在于此。

总之,癌症类病之治的要诀是,在病魔被初步制服之后,及时转入后续治疗和长期调理,充分发挥中医药辨证论治、纠偏扶正的优势和特长,实行"气医结合,灸药结合"的康复方略,辅之以灸脐、敷脐、气功和食疗等等措施,从从容容地与疾病作长期坚持不懈的斗争,与其同时,放弃或改变不合理的生活方式,摆脱或远离各种各样的致病原因,自信乐观地对待生活,有滋有味地享受人生……

若此,则可以说:其与常人比长寿,是完全可能的。

癌症患者是这样,

白血病患者是这样,

尿毒症患者也是这样。

十、肾脏清洁工与垃圾清除率

前面已经说过,尿毒症不是一个独立的病名,而是急慢性肾衰竭的尿毒症期。

当我告诉某某某患者,可以在 4 个月左右的时间里把她的血肌酐从 930 降到 300 左右时，她对我是彻底失望了。当时，她说：我那么相信你，认为你能治好我，可你却给我当头浇了一盆冷水！

后来，她到武汉，并没有找我，而到华中科技大学本部（武昌）那边找了一位高人。这位高人对她许诺说：10 天，就可以把她的肌酐从 930 降到 100 左右的正常水平。

10 天之后，2012 年元月 2 日，此人到医院检查的结果是：肌酐从 930 降到 920，未能达到预期的目标。但是，高人说，再给她一个月的时间，就会达到的。此人信了他。两个月之后，终于降到了 500 左右。虽与最初设定的目标有所差距，但也算是取得了大成效，值得肯定。

然而，这时，此人又有了一个新的选择，因为，她的一个病友告诉她：有一位世代名医，去年曾经"治愈"过一位已经透析了几年的尿毒症病人。

听到这一消息，此人看到了新的希望。

但我却对此持保留态度。

为什么？

因为，我知道，急慢性肾衰竭都是进行性疾病。即以慢性肾衰竭为例，不管是药毒性的，还是由包括慢性肾炎在内的任何其他肾系疾病发展而来，其进行到尿毒症期，都是"自然而然"的结果，虽然可以加以遏制，并通过药物及其他多种方式、方法将血肌酐和尿素氮降下来，取得阶段性治疗成果，但是，作为先天之本的肾脏本身，一旦出现严重萎缩和纤维化，完全修复的难度很大，基本上是不可逆的。也就是说，彻底治愈的可能性很小，几近于零。

所以，我一再强调，血肌酐在 930 属于危急值，不降下来不行；降下来之后，正如"hello 平平"的白血病经过 5 次化疗之后进入缓解期一样，主要是创造了一个从容进行下一步治疗（即后续治疗）的机会。即使肌酐值真的如其所愿，降到 100 左右的正常值范围，也并不意味着病人就真的完全彻底与常人一样了。

这就如同前面所讲通宵未眠的情况一样，事后恶补，只能避免从此以后的更大损失,而不可能完全消除此前的影响。

事实上,如前所说,癌症、白血病和尿毒症的治疗、康复过程,都可以分为三个阶段:

第一阶段是紧急处置,为一期工程,时间3个月或半年不等;

第二阶段是后续治疗,为二期工程,大体也需要几个月的时间,与前者的区别是条件宽松些,不那么危急,特点是用药和缓,主要是攻伐药减少,或剂量减轻,或二者兼施。

第三阶段是长期调理,为三期工程。此时,基本上停药了,也许主要依靠食疗,也许主要依靠气功,也许时不时服用一些辅治药物,主要是纠偏和扶正药,"攻伐"很可能完全不必了。

第三阶段时间的长短,实际上决定着病人的康复程度及寿命长短,一般情况下,少则几年,多则几十年,中则十几年。

这就意味着,假定病人现在二三十或三四十岁,那么,如果能再活三十年以上的话,此人就有五六十岁或六七十岁或者更高的寿命。这对于癌症类病来说,已经不错了。

那么,对于尿毒症病人来说,其特殊性在什么地方呢?

除了我在本文开头所讲的两点之外,主要就在于:

肾的修复,非常之难。

可以这么说,一个人的肾脏,就好像是一个体内垃圾集中清运场(分散排出的渠道很多,不在此限)。人的肾单位,就是这个垃圾清运场的清洁工人。虽然不知道确切数目,但我们可以假定它是100,或1000,或10000,或者就是100万个吧。

现在,为了简便起见,让我们假定每个健康正常人的肾脏都有至少100个单位的肾单元在做这项清运工作。

然而由于种种原因,包括药毒或其他疾病的影响等等,这100个单位的肾单元的清运工,有的受伤了,有的累病了,成了伤病员,也就是出现了"非正常减员",甚至有的病累而死!

在这种情况下,人体所产生的垃圾量,开始大于清洁工们所能清运出去的量,也就是医界所说的"肌酐清除率"降低。于是,肾脏里的垃圾开始堆积起来,表现就是肌酐升高。

更为糟糕的是,由于肾单元即清运工们"非正常减员",加重了在岗清运工(称"健存肾单位")的负担,于是,它们的减员就会呈加速度进行,也就是说,肌酐清除率进一步降低,造成血清肌酐不断上升,当升高到超过 707 时,也就进入了尿毒症期(与其同时,尿素氮也相应地随之升高,20 或 28 是一个"坎")。

幸运的是,中医通过药物和(或)非药物治疗,可以使原来那些"非正常减员"的伤病员中至少一部分人恢复健康,重新投入清运工作,这就有可能减轻在岗清洁工(即"健存肾单位")的压力,首先是遏止进一步"非正常减员"的趋势,甚至完全停止减少,并因为投入垃圾清运工作的人手增加,而开始出现肌酐清除率上升和肌酐降低的良好势头。

但是,问题在于,那些已经牺牲和死亡了的肾单元(清运工们),已经不可能起而复生了。也就是说,出现肾萎缩之后的肾单元之修复,是非常有限的。纤维化了的那一部分,不可能完全恢复如常,就像电脑硬盘损坏之后,经过修复不可能 100％复原一样。

所以,在此阶段上,肌酐清除率的提高和肌酐值的降低,实际上,主要是通过部分"伤病员"重新回到工作岗位而实现的。

然而,世界上哪有清洁工永远不轮休的道理呢?又怎么可能完全避免这些清运工们再次累病而发生减员的情况呢?万一哪一个肾单元有点伤病,或者累倒了,不是又会出现肌酐清除率降低和肌酐值升高的问题了吗?

若此,则整个病情就会出现复发的危险。

这也就是尿毒症病人很难恢复到完全彻底与常人一样的重要原因。

或曰:肾脏里的垃圾清运工,难道他们就不生育吗?他们的子女长大之后,难道就不会加入他们的队伍中来吗?

对此,我的回答是:有这种可能性,不过,过程很长,速度很慢。

因此,我们说,尿毒症病人要想完全彻底康复的话,那就只能靠自己了,也就是依靠第三阶段的长期调理。

不过,即便如此,那些受损而又得到修复的肾单元们,带病投入工作一段时间后,也还是比其他从未生病的健康清洁工更容易累倒,甚至可能会提前退休。

也因此之故,一个二三十岁的病人,在经过一期和二期的连续治疗而基本康复之后,由于年龄因素等自然原因,人由青壮而逐步变老,生命力会由弱到强,又由强变弱。结果是,未来几十年里,其康复曲线,大体会呈"倒 U 字型",也就是:先上升,再平进,最后则又会出现下降。

比如,假定上述病人康复 15—20 年之后达到最佳点,那么,维持 5—10 年之后,就会从最高点开始,缓慢下降,活到五六十岁或六七十岁,成功走完生命旅程。这对于一个十几岁就出现慢性肾炎、二十几岁发展为慢性肾衰竭,三十几岁进入尿毒症期的患者来说,已经可以说相当不错了。

讲到这里,我们就可以知道或者大致想见到,前面所说那个已经透析了几年之后又被重新治好的病例,可能会是怎么回事了。

首先,透析有多种:有口服透析、腹膜透析和血液透析,还有用中药药液进行灌肠的所谓透析(又称"结肠透析",特点是具有治疗作用,而不仅仅是替代或帮助肾脏排毒)。

再者,即使是西医透析,也有一个什么时间开始的问题。

在国外,由于没有中医药介入,透析开始的相对较早。

在我国,往往是中医药治疗不太理想的情况下,才开始透析。

无论如何,先找西医进行透析,再找中医进行药物和(或)非药物治疗(如灌肠和脐疗等),都是不对的。但逆定理并不成立,也就是说,对因种种原因而已经或长或短做过透析的患者来说,断言中医药已不能治了,则失之武断。

曾经有人提醒我说:肌酐超过 1000 之后,或者再退一步,超过1300 的,最好不要去接手治疗,让其透析保命算了。

但我也有一个病人,当初,他在网上找到我时,我对他说:如果你的肌酐值太高,超过 1300 的话,我不敢接手。他回答说,只有 1100 多,于是,我就接手了。

然而,由于笔者不清楚的原因,他拖了 2 个月时间没服我的药。等其开始服我的药时,尿素氮已经是 40.51 之多,血肌酐更是高达 1432.9,绝对属于超高危急值!

后来,经过大约一个月的治疗,到 2012 年 3 月 27 日我得到消息时,病人手里的检查报告显示:尿素氮降到 24.12,大约下降了 16 点左右;血肌酐降到 1245.31,大约下降了 180 点左右。这是一个初步结果,但距离血肌酐降到 707 以下和尿素氮降到 20 以下的初步目标,还任重而道远。加上病人的尿酸值奇高(2012 年 3 月 27 日我得到的消息是:尿酸是 648)等方面的原因,医患双方,目前都不敢掉以轻心。

[2012 年 4 月 25 日所得到的消息表明,接下来的这一个月,情况又略有好转:肌酐是 909,下降了 336;尿素氮是 18,下降 6;尿酸是 534,下降 114,都比上次不同程度地有所下降。但据 2012 年 6 月 1 日所得到的消息,第三个月的情况又有反复:肌酐,这个最重要的指标降到 840(下降了 69),而尿酸却升至 684,尿素氮也升高为 34.99,说明病情很不稳定。后来,其肌酐一路反弹至 1100 左右而对治疗失去信心,并与笔者中断联系。(现有消息说,此人已去世。——2013 年 6 月补注)]

显然,此人的尿毒症治疗当时属于第一阶段,即前期紧急处置阶段。

在这一阶段,如果不是网诊而条件允许的话,给药方式本应多样化,即除口服汤药之外,可以灸脐、敷脐,必要时,还须用中药药液通过肛门进行保留灌肠,以尽快将肌酐和尿素氮降下来,尽早进入下一阶段,即较为宽松和从容的后续治疗。

然后,如果一切正常的话,才能转为长期调理,进入靠病人自身逐渐康复的漫长过程。

综上所述,可以认为:"师傅领进门,修行在个人;医生只外引,病人须内应。"医生通过一期工程,也就只能把指标值从危急值的高端降下来,降到安全地带。真要完全彻底康复,必须依靠从容进行的后续治疗(二期工程)和长期调理(三期工程)。

十一、前所未有之病之治

中医药治病,与西医药相比,有一个很大的差异,就是规范化的程度不同。

我自1990年读博士(绝对不是医学博士)时自学中医开始,很长时间里,研究的重点是中西医药关系学原理。所以,我赞成并力主中医药的现代化和国际化,但却反对中医的西医化,对中药的西药化持保留态度,部分赞同,部分反对,基本上是保守的。

中医药的规范性不足,这是需要改进的地方,而且也有改进的余地和现实可能性。在治疗癌症、白血病和尿毒症方面,尤其如此。

但是,中医有时也会遇到前无先例的疾病。这在当今化学性、物理性以及生物性(如转基因技术不当应用等)污染了环境(转基因技术的不当应用,就属于生物污染或基因污染范畴)的情况下,尤其如此。

比如说SARS,也就是非典,2003年之前,全世界没有过。

中医药在战胜非典的过程中,发挥了相当大的作用。虽然京城某报记者或评论员,曾经公开发表文章,否定中医药治疗非典的巨大贡献,但实际上,中药杀病毒的能力,远胜于西药。比如治流感或病毒性感冒,西医事倍功半,中医事半功倍。扯远了!

撇开上述情况不谈,古往今来的民间中医——古代虽然也有"官医"与"民医"之分,但与现今不同的是,民医合法,官方不禁,还予以保护——都曾治过此前没有或书无记载的奇疾、怪病。

现略举两例,以管窥豹:

一妇人梦与鬼交,数年不断,诸医束手,医治罔效,致骨瘦如柴,命危且急。遇一名医,出奇招云:当以干桃木烧成炭灰,香油调之，或以新鲜桃木火烤出油，睡前涂抹于阴户口边及半深半浅处；或以干湿桃木，截一小段，长短粗细以可置入阴户为度，用干净红布或绸缎包好（过涩则可涂抹香油，以为润滑），外留布头或线头，以便于拉出为度。妇人选其一法，依方而行。是夜，入睡后，梦见其情鬼（鬼情人）又如期而来。但刚一接触，旋即后退，恶声骂道："好你个险毒妇人，想害死我呀！"言毕，消失。

妇人梦醒，自此病愈。

或曰，此为迷信。

是耶？非耶？

笔者以为，其病在心，心主神明，神情失常，遂致鬼迷其心。而古人多信"桃木避邪"之说，今见医家命其以桃木为药，是以其病未治，而其为情魔所迷之心窍已开，故而人已经先醒了：知其必治也。

所以，今余以愚钝之心度之，从根本上说，是病人自己把病治好的，医授之法，只不过是外引耳。

梦与鬼交，其病名即为"鬼交"，非同于"梦交"也。后者为常见病，乃"日有所思，夜有所梦"，或分别日久，相思过甚，遂致情志失调，或因年少而春情萌动，故而梦中与熟人或陌生人交，其病易治矣。

夫"鬼交"则不同，其梦中与之交媾者，为死人或面目狰狞之魑魅魍魉，或半人半兽之妖，非怪招不足以治之矣。（据报，现代亦有以珠兰根治之者，可为参考）

怪病与常病之别，在于"前无古人，后无来者"。设其或有来者，久而久之，必因史有所载，而不复为怪矣。

一现代女孩，年 19 岁，言其 10 岁前后即有闲时手摸下身之恶习。不摸难受，不得不为。非其所愿也，亦非其不改也，实为一怪病。

家长为其遍请诸医，无一敢治，以无药可治也。

后有幸延请到一位名家，此人此前也未见过此种奇病，吾恐今后亦无机会再遇此病也。

当是时，医家名盛，亦感病家盛情之难却，故而"赶鸭子上架"，勉为其难，试投龙胆泻肝汤加减治之，竟一剂而愈！盖其病在厥阴，此医诊为肝经湿热，甚合。其治法为疏肝解郁、化湿祛热，故药到而病除，妙手而回春，神了！

吾侪乃事后诸葛，不能望其项背，亦不敢妄议之也。

今另有四川宜宾一男孩，方6岁。其睾丸肿胀，数十倍于原体积，如大皮球。现已入中国人民解放军成都总医院，按"睾丸癌"估谱论治，进行化疗。

某网友曾力推我去成都为其治疗，但我对此从未见过，未敢接手。

不过，一般来说，凡疝气和（或）睾丸肿胀、疼痛，皆宜试投"橘核丸"治之，药用橘核（炒）、海藻（洗）、昆布（洗）、海带（洗）、川楝子（去肉，炒）、桃仁（麸炒）各一两，厚朴（去皮，姜汁炒）、木通、枳实（麸炒）、延胡索（炒，去皮）、桂心（不见火）、木香（不见火）各半两，另加荔核适量，研末为粉，丸散服之，儿童可服成人剂量（搜索即得）之半或1/3，或1/4、1/5，一依具体年龄而定。

需要特别提醒的是，由于医院怀疑其为睾丸癌，而"橘核丸"乃"常规武器"，即使有效，也不足以解决问题。若此，余以为当结束化疗，以"反药"治之，或可以有救，但没有把握。故此浅见，仅供参考。

十二、从"中西医皆误"到"中西医皆骗"

前面，我们讲了"中西医皆误"，也就是"中西医皆偏"：就狭义癌症来说，西医偏于使用"三板斧"，中医偏执于辨证论治，排斥专方专药和西医的"三板斧"；就白血病来说，西医偏执于化疗和骨髓移植，中医则偏于否定专方专药以及西医的化疗、骨髓移植等治疗方法；就尿毒症来说，西医偏执于透析和换肾，中医则偏执于辨证论治，偏执于口服汤药，而不善于使用专方专药和"给药多元化"。

但是，现在，我们发现：现实中情况，实际比这要严重得多，已经不仅仅是"中西医皆误"和"中西医皆偏"，而是——中西医皆骗！

或曰：何以言此？

为了消除对此的质疑,有必要回答五个问题:

第一,谁在骗谁?

第二,怎样骗的?

第三,为什么要骗?

第四,怎样才能不致受骗?

第五,怎样才能使骗者不骗?

先说这第一个问题,谁在骗谁?

虽然也或有患者骗医院和医生的事情发生,过去和现在都可能会有,但主要还是医生、医院和医托,在欺骗患者及其家属。

患者骗医院和医生,主要是病好了不给钱;身为医生而假装患者以骗取别的医生之药方者,不在此列。

医院和医生骗患者的,多数是诱骗那些不适合做手术的癌症患者去做手术,骗不适合化放疗的患者去做化放疗,骗不需要透析或不适合换肾的肾衰竭和尿毒症患者去透析、换肾。

中医呢,则是诱骗那些本来可以做手术的早期易治癌患者不去做手术,骗那些有条件进行骨髓移植的患者不去移植,骗那些中医药治疗效果不理想或中医药潜力用尽却未能达到治疗目标的尿毒症患者不去透析,继续用中医药勉强维持。

我们说,中西医皆骗,但二者之骗还是有区别:

西医之骗,由于其具有规范化特征,技术水平之差异相对较小,故而主要是与中医争生意;而中医之骗,由于其具有非规范化特征,医术相差有天壤之别,故而还发生于中医人内部,特别是民医与官医、民医与民医相互之间的恶性争斗,具体说就是:

偏执于辨证论治者,诱骗患者前来把脉,四诊合参,辨证施治,却拒绝使用专方专药;相反,那些只有专方专药而不会辨证论治者,则诱骗患者服其方药,在患者明显需要纠偏、扶正且适于这么做时,也不给其对证下药。后者,余称之为"专方、专药、专骗"!

行骗的主体,除极少数是医生本人或医院工作人员外,绝大多数是职业和(或)非职业性的医托,包括网托;民间中医,则主要是本人兼做网托,可能也或有请人代言的。

那么,他们究竟是怎么骗的呢?

这个问题,有点复杂,请允许我通过打比方(而不管它是不是实例)来加以说明。

比如说,一家医院,当某一癌症患者来到医院后,可能先进急诊室,也可能是先进肿瘤科,各项检查完了之后,医生就可能对检查结果作夸张性解释或扩张性解释或者甚至是歪曲性的解释,诱使患者或其家属决定住下来,先到外科把手术做了,再到放射科做放疗或回肿瘤科做放化疗,最后再转到中医科进行调理,而这位最初的接诊者就可能在此过程中充当了兼职医托而从外科、放射科和中医科那里收受介绍费,作为外快。当然,所有这些,表面上看,都很正常,尤其是在当今医保制度越来越健全的情况下,花的是国家和(或)医保的钱,对病人及家属没什么损失。但是,重要的是,有时,可能这病人并不适合于手术和放化疗,做了就是坑害了患者。比如,多数或几乎所有的腺性肿瘤,包括胰腺癌、乳腺癌和甲状腺癌等,化放疗(特别是放疗)容易诱使癌细胞扩散,做了不如不做。这种情况下,如果诱使患者做了的话,不是害人么?

再比如,白血病患者,骨髓移植是根本的解决之道。这方面的潜力非常巨大,海峡两岸的"中华骨髓库"将来或可发展成包括日韩朝和东盟在内的"东亚骨髓库",早已不是非近亲属不能配型的时代了。中医人对此有偏见,可以理解。但是,对于有条件进行骨髓移植的患者却诱使其放弃的,就是欺骗。

不仅如此,化疗对急性白血病的紧急缓解,效果也是相当不错的。前面提到的"hello 平平",经过 5 次化疗,病情得以完全缓解,就是明证。设无此种化疗之功,此人可能已不在人世了。因此,凡不属于每化疗一次病人就"蔫"一份的情况,都不应该拒绝化疗。中医人对此可以有异议,或者非议,但诱使适合化疗的病人拒绝化疗,就难脱骗人之嫌。

再比如说,尿毒症,中医药治疗具有无可比拟的优势,而且可以气医结合、灸药结合,给药方式本身也可以实现多元化、多样化。在这种情况下,一味地夸大宣传中医药的毒性和副作用,并通过各种方式诱使患者去透析或换肾,就是 100％的欺骗无疑。

至于为什么要欺骗的问题,原因有三:一是利益使然,二是制度不健全,三是认识有偏差。

那么,患者及家属,怎样才能不致受骗呢?

笔者以为,最最重要的,就是要对所患之病及各种治法的利弊得失有所了解,并且要尽可能全面一些。

比如说癌症,就其毒邪致病而言,主要是肝郁、气滞,积聚为结节(即肿瘤)。在这种情况下,凡能切除的早期易治癌,手术应是最好的选择,然后再由中医药介入。如果有人劝说病人或其家属不做手术而直接用中医药秘方来治,除非其有确切的把握,否则,骗的成分和可能性很大。

反之,中、晚期癌症,尤其是一些不宜做手术或不宜做放、化疗的,如果有人劝其手术,或者劝其做化疗、放疗,其为医托和骗子的可能性极大。

比如说血癌,即白血病,就其病理机制而言,骨蒸、血热是最主要的病因、病机。由于急白或慢白急性发作期的危险性很大,所以,此时,当机立断决定化疗或联合化疗,应是最佳的首选方案。如果有人抓住病人慢腾腾地望、闻、问、切,摇头晃脑地辨证来、辨证去,而说不出个所以然来,或劝病人不化疗而吃其所开的方药,则可以断定其为骗子。

为什么?

因为,事情很简单:一则,可以直接决定化疗;二则,即使事实证明某个病人不适合于化疗(就像本文开头所讲的那个骑自行车赶到县医院的年青人那样),中医人此时也不需要四诊合参,就可以直接做紧急处置:用凉血药。最多,充其量,看看舌苔也就行了,加上西医的化验单,据此开药八九不离十。因此,在这种情况下,望、闻、问、切一整套程序完完全全地走下来,纯粹是多余的,显然是做样子,是摆谱,以掩人耳目。总之,是骗人。

反之,如果病人一次化疗做下来就"蔫"了一半,而医院和医生仍然坚持要把化疗做下去的话,那么,基本上可以肯定,这个决定是错误的。如果说,30 年前像上海中医药大学的专家教授当时那样 3—4 天时间就使一个活蹦乱跳的年青人命归黄泉还情有可原的话,那么,今天,可以说,这不仅是欺骗,而且简直是谋财害命。正确的办法,当然还是用中医药来治。

再比如,对急慢性肾衰竭和尿毒症来说,西医的拿手好戏就是两个办法:一是透析,二是换肾。

先说这透析。

西医的透析是什么概念呢?

我给大家打一个比方,那就好比是请人将一台垃圾清运车开进"肾脏大院"里,自动化装卸作业,挺先进的,然后将其清运出去。人呢,立马感觉舒服多了。这就像是一个居民小区的垃圾久未清理,臭气熏天,现在终于有人来将堆积如山的垃圾给清运出去了,当然好多啦。

但是,且慢!

大家还记得,我在本文所讲过的,这些垃圾是怎么堆积起来的哩?是因为清洁工们病累减员而导致的结果:肌酐清除率降低,肌酐随之上升。

可是,西医对此却置若罔闻,对清洁工中的伤病员见死不救,而只是帮助把工人脱岗造成的垃圾堆运出去而已。

但问题是,人体垃圾是一天 24 小时不断产生的,人体肾脏的清洁工们也是一天 24 小时不间断工作的。虽然根据"子午流注"的理论原理,人体垃圾在一天之中的产生数量会有变化,时多时少,肾脏清洁工的工作也相应地时紧时松,时忙时闲,但一天 24 小时基本上总有清洁工在岗工作,则是确定无疑的事实。

而透析(即花钱请自动化作业的垃圾清运车来帮助清理人体垃圾)又是如何工作的呢?

初期,每周一次;

中期,每周二次;

末期,每周三次。

……

到了这一步,患者的生命也就危险了。

讲到这里,有人可能会问:对于同一个肾衰竭或尿毒症病人来说,为什么垃圾清运车(医院透析机)的使用频率会越来越高,而不是相反地越来越低(即由一周一次到两周一次、三周一次,一月一次……而走向康复)呢?

这是由两方面的原因所决定的:一方面,是因为该病本身的性质属"进行性"疾病,具有自我强化(即:如果得不到有效治疗,病情就会自然恶化)的特点;另一方面,则是因为西医根本不去抢救清洁工,或者说,没有办法去救清洁工。

而中医药,就不同了。

中医治疗肾衰竭和尿毒症,撇开不同医院或诊所或民医个人的药方组成有优劣之分这一点不谈,其给药方式是多元化的。相对于西医来说,这本身就是一种优越性,因为可以千方百计:一计不成,另施一计。

比如,可以口服给药,可以鼻饲给药,可以肚脐给药,可以肛门给药等。当然,这还不包括气功、针灸、浴疗和食疗等辅治办法。

不仅如此。中医药也有自己的办法"透析"(称结肠透析),也就是用中药药液保留灌肠。

用中药灌肠,可以选用土茯苓、生龙骨、生牡蛎、生大黄、车前草、川牛膝和连翘、黄芩、黄柏、野菊花、金银花、白花蛇舌草、半边莲、半枝莲、蒲公英、紫花地丁等药物,以达清除肾脏垃圾之目的;与其同时,还可以选用益母草、生黄芪、生薏苡仁、党参、丹参、川续断、补骨脂、仙灵脾、当归、生地、熟地、女贞子、枸杞子、鸡血藤、石苇、炒白术、制首乌等药物来调补气血和内分泌。

有人可能会问,肛门能"吃"这一套吗?

能啊,为什么不能?

众所周知,肛门往里 10—15 公分处,为乙状结肠。其对药物成分(包括营养药物,如补益药等扶正药)的吸收并不比口服或鼻饲差,毋宁说,某种意义上还更好些。这一点,不仅广大中医人都知道,连西医也知道。

这样,很显然,中医药的结肠透析,就不仅仅是帮助肾脏清运垃圾,而且,更重要的,是对因病累而减员的清洁工伤病员们进行救治,故有一定的活肾功效。而这绝对是中医药的优势,绝对优势!

西医对此,望尘莫及也。

在这种情况下,请问:那些不遗余力地攻击中医药,宣称其"有毒、害肾"的人们,那些力劝患者或其家属提早透析的人们,那些把西医透析描写得温馨、怡人的人们,不是骗子或医托,又是什么呢?

再说换肾。

西医把换肾看作治疗肾炎、肾衰竭和尿毒症的最佳选择,是非常荒唐的。

最近,有一部电视连续剧,片名叫《心术》,目前(2012 年 5 月 20 日前后)正在浙江卫视播出。这部戏中,男主人公之一的"老大"(刘晨曦),自己是著名的西医神经外科大夫,他的宝贝女儿(南南)可能患的是肾衰竭或尿毒症之类的肾系疾病,急等着别人家的孩子救治无望时将肾捐给他的女儿换上。

这部电视剧看得人心里非常难受。

因为,南南之生,完全是建立在他人之死上。如果没有他人之死,南南就得不到其所需要的肾源,从而不能实现换肾的理想。

更为吊诡、诡异的是,刘晨曦是片中的正面人物,而且是一个仁德为怀的上好医生。为了照顾某一交通事故受害人(年龄与南南相仿,生前可能也是一个十分可爱的小朋友)家长的感受,刘晨曦大夫宁肯坐失得到肾源以救女儿的机会和希望,也不肯昧着良心让同事去偷肾! 该剧从编剧到导演到演员,都极力地渲染这种气氛,似乎这是多么高尚的情操! 真扯!

　　而现实生活中,可能存在着相反的情况。比如,一些人可能会组成合作集团,其上品或可合法运作,中品压界或违法操作但不犯罪,下品则可能无视法律和道德准则,为获取肾源从中谋利,不惜坑蒙拐骗直到买医杀人,即对负责抢救危重病人的主刀大夫进行收买,令其想办法在抢救过程中把人搞死,然后宣布抢救失败,为从病人家属那里买下肾源创造条件。

　　就《心术》中的这个南南而言,编剧设计的结局是如愿以偿地得到了肾源,从而成功地进行了换肾手术,也就是说,按照西医宣传的逻辑,南南是得救了。所以,故事的大结局是"皆大欢喜"。当然,这个"皆大欢喜"是带引号的讽刺。因为,捐肾的人肯定是死了。

　　然而,从中医的角度看,情况可能是另外的样子。

　　首先,换肾不一定能救南南。

　　关于这一点,笔者所知有一个实例。1996—1998 年,我在武汉大学法学院做国际法博士后。当时,本校及当地媒体连篇累牍地报道了武汉大学某学院(隐约记得好像是生物学院,或生命科学学院?)的一名本科男生患肾衰竭或尿毒症之类的肾系疾病,以及按西医说法需要换肾的情况。于是,全校师生员工紧急动员,社会上,武汉市的市民也踊跃参加,为之捐款,加上武汉大学校方的财政资助,最后算是成功地为该生进行了换肾。但是,这个大学生也就仅只活了两年,还没有毕业就去世了。我对此事印象很深,对西医动辄宣称"只有换肾才能救肾衰竭和尿毒症患者"的说法,深恶痛绝!

　　现在,十多年过去了,虽然我已记不清该男生的姓名,以及他换肾和去世的准确时间,但是,任何一个对我此说有疑问者,都可以到武汉大学相关部门去做个求证。此事当时影响甚大,不会没有人知道详情。

　　其次,虽然这个南南年龄还小,对喝中药可能不习惯,也不会那么乐于接受。但是，我认为，用中医药来治疗她的病，可能比换肾要好得多。不仅不必以别人死去而捐肾给她为先决条件，而且可以活得更长久，活得更健康，活得更快乐。

也因此之故，笔者对目前网上和社会上甚为活跃的西医医托，甚为反感。

关于活体捐肾，我也想借此机会简单讲几句。

今年早些时候，大概是 2012 年 3 月或 4 月吧，中央电视台曾经报道过这样一个消息：一位安徽省籍在外打工的男性青年，因为手头缺钱而受人诱骗，以 5 万元的价格将双肾之半卖给了肾贩子。当时，肾贩子保证说绝对不会影响生活。但是，当这位青年回到安徽老家之后，发现自己身体日衰，已成废人，不仅是性生活不行，而且不能干农活了。

关于此次卖肾交易，该报道说，肾贩子卖给换肾医院的价格是 25 万元，也就是说，整整 20 万元非法所得落入了肾贩子之手。

另外，据知道内情的有关人士说，一般情况下，肾贩子以 25 万元左右的价格将肾卖给换肾医院后，医院将其装到病人身上，大约要收 40 万元的费用。由于医院开销或较大，如果能以 5 万元的低价从活人身上买下单肾的话，那么，肾贩子的收益可能是最高的。

撇开经济利益不谈，仅就技术层面而言，活人捐肾与死人捐肾的区别在哪里呢？

区别就在于，一个是单肾，一个是双肾。因为，笔者无法想象，好人把双肾之半捐卖给病人，病人反倒安装上双肾！不管此事在技术上是否可行，起码一条，道德上，是正常人的良心所无法接受的。难道，就因为病家有钱，就可以为所欲为地让别人保留一只肾，而自己却反倒装上双肾么？

当然，除了商业性的活体捐肾之外，现实中，也有亲属相互间活体捐肾的情况。记得 1990—1993 年我在华中师范大学读博士期间，曾经看过一个电视剧，片名叫《爱你没商量》。剧中的女主人公是宋丹丹扮演的，名字忘记了。这个女主角患肾炎、肾衰竭或尿毒症之类的肾系疾病，就是她弟弟为其捐肾。不过，手术结果并不成功。

退一万步讲，即使当时她的手术做成功了，或者，安徽这个小伙子被骗卖的那只肾拿到医院后在病人身上移植成功了，由于都是单肾，难道会比双肾更好么？不可能的，肯定只能比双肾更差些。既然双肾移植的成功率不高，而且，即使成功，生存年限也并不长久，那么，单肾移植的情况如何，就可想而知了。

讲到这里，让我们回过头来看一下安徽小伙子回到家乡后为什么会发现自己成了废人。

大家知道，西医看问题是死脑筋、直脑筋，理解不了中医的概念。

在中医看来，人的双肾是不一样的：一肾司水，一肾司火。

中医人接触脉学入门时，都知道"左手心、肝、肾，右手肺、脾、命"一说，讲的就是左肾与右肾的不同功能。右手尺部所候右肾之"命"，就是"命门"，专司命门之火，为肾阳之源；而另边的左肾呢，则专司先天真水，为肾阴之本。

因此，从中医的角度看，健康之人必须双肾具备，阴阳合和。

但是，所有这一切，西医根本无从了解。正因为如此，从医生到医托，再到肾贩子，当他们对捐肾者宣称卖掉一个肾对人的正常工作和生活（包括性生活）没有任何不利影响时，你说他是骗吧，他还挺冤的，因为他是真的认为双肾一个样，没什么区别，少一个无所谓的。

然而，作为方舟子等人眼中的伪科学，中医自有其科学之处，只是不为西医所理解和认识罢了。

安徽青年回到家乡后发现自己成了残废人，只是千千万万个活体捐肾者中问题存在得比较浅层，从而暴露得比较早、比较明显而已。至于其他人，可能一时没有多大不良反应，但是，其健康受损害则是肯定的。差别只在于问题隐藏得比较深一些，暴露得慢一些，影响远一些，仅此而已。

原本健康的捐肾者尚且如此,本来就是病人的换肾者,又能好到哪里去呢?

所以,综上所述,拒绝中医药治疗而一心想着透析或换肾者,如果自己不是骗子,那就一定是上当受骗者,害人害己自不待言。

既然如此,何不放弃一心透析或换肾之想,改用中医药来加以治疗呢? 果若如此,或可"柳暗花明又一村",亦未可知也。

最后一个问题是,怎样才能使骗者不骗?

其办法有三:一是加强监管,二是健全制度,三是在全民中普及中西医药关系学理论。

第五部分 人感染禽流感原因及对策

一、有关信息资料简述

2013年2月19日,上海出现全球第一例人感染H7N9禽流感病例,但此事当时没有、也不可能及时确认并对外公布。患者男性,87岁。

8天之后,2013年2月27日,上海出现了第二例人感染H7N9禽流感病例。此事此时仍不可能为外界所知。不仅如此,其性质和严重性,甚至也尚未为医界所认识。患者男性,27岁,与其患病的日期(27日)相同。

2013年3月4日,也就是北京两会开始的日期,第一例患者死亡。此时,医院方面是否已认识到事情的性质和严重性,我们不得而知。但其不得不对外公布此一消息的时间,则是十几天之后的3月31日。

2013年3月9日,安徽出现一例人感染H7N9禽流感病例,患者女性,35岁,就治于南京市鼓楼医院。

……

截至2013年4月18日笔者撰写本文时止,全国确诊人感染H7N9禽流感病例87例,分布于北京、上海、江苏、浙江、河南、安徽等6个省市,死亡17人。据信,在这87例病患者中,三成以上未接触过禽类。这就意味着,他(她)有可能是从其他途径感染上的。

至 2013 年 4 月 20 日,确诊病例已达 96 例。其中,死亡 18 人,9 人痊愈。据悉世卫专家组已抵达上海展开实地考察。

有报道说,中国疾控中心流行病学首席科学家曾光 2013 年 4 月 16 日(星期二)曾对媒体表示,有近 40％的 H7N9 禽流感患者没有明确的禽类接触史,因此,亟需找到其病毒感染来源,并建议在各地区展开筛查工作,看看健康人携带 H7N9 禽流感病毒是个别现象还是普遍现象。如果健康人可以广泛携带 H7N9 禽流感病毒,就要有相应的防控对策。

根据上述情况,钟南山院士也曾在接受《面对面》采访时表示:

"根据现在的事实,没有发现有人传染人,不等于不可能人传染人,因为 H7N9 还在变化。像 SARS,早期传染性不强,独立性也不强,后来传染性就变强了。所以,不能预料说它不可能人传染人,要紧密追踪观察。"

这,就给我们敲了个警钟。即使下一步情况的进展与钟南山所讲完全相反,疫情很快得到控制,并在不久后被彻底扑灭了,其在上面所说的那些话,仍具有不可磨灭的价值、意义和作用。

二、不得不提出和解答的问题

最近,有两个问题一直在困扰着我,估计可能也同时在困扰着其他许多人,包括(但不限于)国家卫计委和世界卫生组织(WHO)的大小官员们。

这两个问题是:

第一,2013 年 2 月 19 日之前,人类为什么不感染 H7N9 禽流感?

第二,现在为什么竟可以感染了?

由于没有 100％把握和真凭实据,所以,笔者只能做简单推测,并据此提出科学假说。

　　大家知道,病毒是一类没有细胞结构但有遗传、变异、共生、干扰等生命现象的非细胞型微生物体,一般来说,体积相当于常见细菌的 1‰ 左右,十分微小。由于没有独立的细胞结构和代谢系统,病毒的生存和繁殖,必须寄生和依赖于生物细胞体。而由于人与畜禽、特别是禽类的细胞结构不同,H7N9 亚型禽流感病毒百千万年来一直是不能以人类细胞为宿主的。也就是说,此种禽流感病毒(即 H7N9 亚型流感病毒),在 2013 年 2 月 19 日之前,是根本不可能被人感染的。

　　严格地说,H7N9 流感病毒并不就是禽流感病毒。它之所以被称为禽流感病毒,是因为百千万年来,此种病毒一直为禽类所专有,即只能寄生于禽类细胞中。

　　一般说来,由于人是哺乳动物、禽是孵卵动物,而猪虽与人同属哺乳动物却与禽同为牲畜,所以,人类细胞与禽类细胞的差别,既大于人类与畜类的差别,也大于畜类与禽类的差别。也因此之故,猪流感较易于为人类所感染,而禽流感也较易于为畜类所感染,但却不易于为人类所感染。

　　这样看来,猪,就很自然地成为了禽流感与人类感染可能性之间的一种过渡或中介。

　　为使读者易于理解,我想举一个浅近的例子。

　　河南信阳 2 区 8 县,地处淮河中上游,为我国南北气候分界线和过渡带。凡是南方不易成活和生长的北方动植物品种,到信阳落脚十百千年后,就可以适应南方气候了;凡是北方不易成活和生长的南方动植物品种,到信阳落脚十百千年后,就可以适应北方气候了。

　　同样道理,H7N9 亚型禽流感病毒不易为人类所感染,但若经过畜类为中介这么一过渡,就比较容易了。这也就解释了,为什么世界上首例人感染 H7N9 禽流感的病例发生在上海而与浙江猪有不解之缘。

　　或曰:何以见得?

笔者以为,上海虽然总人口数不比其他省区市多,但却至今仍是发病和死亡人数最多的省级单位,遥遥领先于其他省区市,就是明白无误的铁证。虽然不敢说一万多头黄浦江猪都是死于 H7N9 亚型禽流感病毒,但其中至少有一头死于此病毒则是肯定的。

不仅如此,而且,作为从禽感染到人感染的过渡和中介,万头江猪不管有多少死于 H7N9 亚型禽流感,其中至少会有一头是先于人而感染的。也就是说,我的前述断言不仅限于认定万头江猪有死于禽流感的,而且还认定其先于人类感染上此病毒。这就意味着,并不是所有的人感染 H7N9 禽流感病例都是直接授受于禽类。它同时也解释了,为什么至今仍查不出四成左右禽流感患者的病毒感染源,因为他(她)们近期没有禽接触史。这其中,最大的可能是来源于猪,特别是被扔进黄浦江的浙江猪们。

如果大家不健忘的话,可能看过并且记得:就在国家卫计委正式向社会通报和公布第一批人感染 H7N9 禽流感病例(包括上海和已到南京接受治疗的安徽患者)之前不久,中央电视台曾在 2013 年 3 月底的某晚黄金时段"焦点访谈"节目中向大家介绍过两位分别受到 10 和 15 天行政拘留处罚者的情况:一位首发微博称,听说某一家三口到杭州旅游回来后,得了莫名其妙的肺炎,其 80 多岁的老人已经死亡;另一位是转发者,女性(我看过这期节目,画面上见过她),由于添加了不当评论,其所受到的拘留处罚重于前者。显然,这两位受到拘留处罚的网友所言,与后来官方公布的情况,高度吻合。但是,自从那时以来,情况已经发生了变化。

现在的问题是,人,感染 H7N9 亚型禽流感,已经不再需要经过猪作为中介来加以过渡了。也就是说,虽然我们一直想避讳猪在人感染 H7N9 亚型禽流感这一事件中的中介和过渡作用,但是问题在于,没有猪作过渡中介而由人直接感染 H7N9 亚型禽流感这一事实,要比有猪作为过渡中介更严重的多,因为其所跨越的尺度和难度大多了。既然最难感染的都已经发生了,那容易感染的难道不就更容易了吗?

不幸的是,我们现在所面对的局面,就是上面所说的后一种情况。因为,现已业经官方证实,大约 60％的患者有近期接触过禽类的历史。

同样需要指出的是,虽然我们一直在强调,到目前为止,尚未出现人感染人的病例,因而尚属散发状态,甚至还有人以此为幸而沾沾自喜,但是,很快大家就会明白:人直接从畜禽感染 H7N9 亚型禽流感病毒,比人感染人还要糟糕。

或曰:当畜禽为人感染 H7N9 亚型禽流感病毒之来源时,可以将畜禽杀死、烧掉或深埋起来,而一旦出现人感染人时,就不能对人类作此种处理。

对此,我的回答是:所言有理。但是,不要忘了,人,相对于畜禽来说,较易于管理;而畜禽,特别是大自然的飞鸟走兽,那就不是可控的啦!

因此,一旦疫情发展到不得不对活禽及牲畜斩尽杀绝那一步时,人类自己的覆灭之日,恐怕也就为期不远了。

这,究竟是否是耸人听闻,至少今天还很难说。

三、进一步的推论

前已讲了,人不经过猪作中介而直接从禽类感染 H7N9 亚型禽流感病毒,由于其所跨越的尺度和难度大,因而意味着问题的严重性极大地增加了。也就是说,以前很难、很难的事情,如今比较容易地做到了,那就是使人感染上本来不会感染到人的高危高险性流感病毒。

那么,这一质的飞跃,到底是怎样发生的呢?——这就是我们现在所要研究的。

在正式探讨这一问题前,我想先回答一个相对简单的问题,那就是:既然猪等畜类作过渡中介较易于人直接感染 H7N9 亚型禽流感病毒,那么,在 2013 年 2 月 19 日上海出现全球首个人感染 H7N9 禽流感病例之前,这种情况为什么没有出现呢?

笔者以为，有两种可能：第一种是自然选择的结果，淘汰了曾经出现过的相关涉案方；第二种是这种中介的充当也是需要一定条件或门槛的，此前不具备这种条件。

对于上述两种可能，请允余在此稍加论列。

大家知道，自然选择理论是达尔文生物进化论的基石：适者生存，不适者灭绝，于是物种就进化了嘛。

依此理论之说，假如历史上曾经发生过类似于 H7N9（如 H5N7 或 H6N8）的高险禽流感病毒以猪等畜类为中介感染到人的情况，那么，很自然的会有这样的结果：

第一方面，被感染的人肯定会逐渐死完，剩下的都是些不再能被此类病毒感染上的强者。这一点，即便对于科盲来说，也容易理解。

第二方面，能将此类高险疾病感染到人身上的病毒本身，在其宿主即能感染此病之人的细胞灭绝之后，自己也随之同归于尽了；淘汰剩下的，则是那些不能被人感染而限于禽类内部或畜禽之间感染且无极大杀伤力和灭绝力的流感病毒。这一点，对于稍有病毒学知识的人来说，很容易理解。

第三方面，一旦所联结的两端都灭亡之后，作为中介的那种猪或其他畜类动物，自己也会随之消亡；淘汰剩下的，是不再充当此种过渡中介的那种。这一点，对于学过马哲的人来说，也不难理解。

总之，即使曾经有过猪或其他畜类充当类似于 H7N9 那样的高危禽流感病毒感染到人类的中介，由于自然选择的结果，也不复存在了。所以，今天，我们对此一无所知，也就非常正常和可以理解了。

而如果属于第二种可能，那么，这与本文所要重点研究的课题，就重合或部分重合了。这一课题，就是我刚在前面提到过的：本来不为人所感染的 H7N9 亚型高危禽流感，竟然事实上已经使人感染上了，这是怎么成为可能的？其中的原因，到底是什么？谁或什么应对此负责？

请允余试析之。

大家知道，一些病毒之所以被称为流感病毒，是因为具有流行性和传染性，并且其患者有类似于感冒的症状，故以"流感病毒"名之。之所以其中有的被称为人流感，有的被称为猪流感，有的被称为禽流感，也是因为经过百千万年的自然选择之后，分别有了适合于各自的宿主和寄生对象。于是乎，适合于人的，以"人流感"名之；适合于猪的，以"猪流感"名之；适合于禽类的，则以"禽流感"名之。

可见，所谓"人流感"、"猪流感"和"禽流感"云云，并非先验，而是后验的。也就是说，上帝本来并未给它们授予专利权，而是在自然界中自然而然慢慢形成的。

也因此之故，我们看到，在 2013 年 2 月 19 日之前，之所以没有发生人感染 H7N9 亚型禽流感，包括没有以猪等畜类为过渡中介的感染和直接从禽到人的感染，而此后却竟然感染上了，原因就在于：此前，在自然规律的作用之下，久而久之，已经形成了一种稳态，使得人不能直接或间接地感染 H7N9 亚型禽流感病毒；而此后的情况呢，则是因为稳态被打破了。

这种稳态的形成过程，我们确实知之甚少，但是，前面所讲的自然选择，则使我们很容易理解其形成机制，那就是：由于自然选择的作用，使得留存下来的禽流感病毒不易为人类所感染，同时也使留存下来的人不易感染禽流感病毒。更重要的是，细胞和基因一方面与禽类较为接近、一方面与人类较为接近因而特别适合于充当人感染禽流感跳板的猪等畜类，也在自然选择的作用之下受到整肃，"好事者"被淘汰，"老实者"活下来。于是乎，久而久之，人、畜与禽流感病毒此三者相安无事的稳态，也就形成了。

在这样的稳态中，人、畜、禽各拥有自己的流感病毒，确切地说，人流感病毒、猪流感病毒和禽流感病毒各拥有自己的宿主或寄生对象。

总之,不管怎么表达,实际情况是:三种病毒、三种宿主;三类动物,各患其流感。这就有点"井水不犯河水"和"人车分流,各行其道"的味道。

不言而喻,在这样的稳态中,人流感对于人,猪流感对于猪,禽流感对于禽,都是没有太大杀伤力和灭绝力的。不然的话,稳态本身就不复存在了。北京市农业局应急处处长姚杰章先生在谈论"兽用疫苗有没有必要生产?"这一问题时,之所以说"H7N9病毒在禽鸟身上是弱毒的",就是基于这一原理。

(http://news. sina. com. cn/c/2013-04-19/023926871178. shtml)

然而,就在此时,不幸的事情开始发生了,那就是人、畜、禽和H7N9病毒4个因子中,至少有一个或一个以上在悄悄地改变。当然,首先可能主要是人、畜、禽三者的基因改变,因为H7N9病毒如果已经改变了的话,它就不是今天这样的H7N9病毒了。

也就是说,虽然包括H7N9在内的350种流感病毒之变体每日每时每分每秒都有可能发生变异,但就目前我们的论题而言,可暂先假定其相对稳定。

在这种情况下,作为流感病毒之宿主和寄生对象的人、畜、禽,此三者中任何一者或两者或三者的细胞基因发生改变,则上面所讲的那种稳态,也就会遭到程度不同的破坏而酿成意想不到的恶果。

这,就是我国目前之所以发生人感染H7N9高危高险型禽流感病毒的重要原因。至于其背后更根本的原因,让我们接着往下讨论。

四、遗传、变异与自然选择

大家知道,现代科学对"综合进化论"有一个非常重要的理论贡献,就是基因突变与基因重组。

在此之前,已有三个理论涉及此问题。如果不以理论诞生的时间先后、而以逻辑顺序而言，则此三种理论可以简述如下：

第一种是米丘林学说，亦即生物变异理论。该理论认为：生物的性状，可以随着其生长或生存环境的改变而改变。

第二种是孟德尔—摩尔根学说，亦即生物遗传理论。该理论认为，改变了的生物性状，可以遗传下去。

第三种是达尔文学说，亦即前已讲到过的达尔文进化论中的自然选择理论。该理论认为，变异了的性状，哪些遗传下去，哪些不遗传下去，取决于优胜劣汰的自然选择。

将此三者合起来看，则进化过程是遗传、变异与选择的三统一。米丘林学说所讲的变异，是进化的动力或动因（因为"没有变化，就没有进化"嘛！），属于进步方面，对进化起推动作用；孟德尔—摩尔根学说所讲的遗传，既是进化的基础，又是进化的保存，属于保守方面，对变异起制约作用，而对进化本身则起保存和制约的双重作用（双向调节）。

显然，进化的三统一，首先是进步与保守的统一、变异与遗传的统一，然后才有（达尔文）自然选择对进化方向的决定作用。后者，即自然选择，则同时对遗传—变异—再遗传—再变异……的整个进化过程本身，起着总的制约作用。——所谓"三统一"，就是这样"统"起来的。

问题在于，这决定进化的三个方面（或可称为"进化三要素"，即变异、遗传和自然选择）是如何发生的？

要回答这个问题，就需要用到现代科学的基因突变与重组学说。

本来，基因之变，首先有一个渐变的问题。渐变的可能性，及其实现，可以很容易地用达尔文进化论来加以阐释。或者，讲细一点，可以用前述米丘林学说、孟德尔—摩尔根学说和达尔文的自然选择说此三者来阐释。

但是，变异、遗传和自然选择此三种学说本身，却不能反过来用渐变论来加以阐释。所以，要想理解、解释、阐述和说明米丘林等人之变异、遗传、自然选择的可能性及其原理机制,就只有现代科学的基因突变和重组理论可充此任。也就是说,生物进化中的变异——遗传——再变异——再遗传……整个过程,都是因为有基因突变和(或)基因重组才成为可能的。

请允余简释之,待会儿再做进一步的阐述。

第一,只有生物细胞中的基因发生了突变和(或)重组,米丘林学派所讲的生物性状之重大改变,才有可能。不然的话,何从变异?

第二,只有当生物细胞中的基因发生了突变和(或)重组,孟德尔—摩尔根学派所讲的变异性状之往下遗传,才有可能。不然的话,何从遗传?

第三,也只有当生物细胞中的基因发生了突变和(或)重组,达尔文学派所讲的生物进化之"优胜劣汰,自然选择",才有可能。不然的话,所谓"优"者,何从胜出?所谓"劣"者,何从灭绝?变遗之间,何从选择?

现在的问题是,基因之突变和(或)重组,又是如何发生的呢?

让我们接着往下讨论。

五、基因变异及其原因

基因变异,包括渐变、突变以及重组,都不是无缘无故就会发生的,其中一定有深刻的原因。

基因的渐变,是适应内外环境变化的结果,自不待言。而基因的突变,也一定是量变积累到一定程度的一种总暴发。在根本质变与纯粹的量变积累之间,可能还会有一种叫做"部分质变"的过渡形态。而所谓的"根本质变",即基因突变,则可以定义为"临界状态的被打破"。

这里,临界状态的"被打破"很容易理解,因为它是造成临界状态的那种情况持续进行而无以复加和忍无可忍的必然结果。那么要问,这种临界状态又是如何造成的呢?——这就是我们现在所要研究的课题。

前面,我们说过,H7N9 禽流感病毒本来是不会感染于人类的。但是如果人、畜、禽三者之中任何一者、两者或全部三者的内外生存条件发生变化,情况就不同了。这里所说的"内外生存条件",又叫"内外生存环境"。其中,外环境的改变,主要是指气候变暖、环境污染和生态系统的被破坏;而内环境,则主要是水食、药物或畜禽饲料。此外,人的教育、训练及动物的驯化等等,或许也能够促使基因发生改变,不然,无法解释此获得性之可遗传性。

根据米丘林学派的理论,生物的性状会因为环境的改变而发生改变。那么,其所谓的"环境"是什么呢? 考虑到米丘林是一位园艺学家,可以断定他所研究的主要是植物。也因此之故,可以断定他所说的"环境"应是气候、土壤、水分、肥料等项。其中的前两项,特别是第一项,属于外环境;后两项,有时可以将第二项也包括进来,合称"土肥水三要素",是植物养分的供给来源,相当于动物的食物或饲料,属于内环境。

作为佐证,我们还可举出一个中国历史上千古闻名的例子,那就是:南桔北枳。

桔,生于南方,故为桔也;移至北方,则为枳也。原因就是,作为外环境的气候、土壤和作为内环境的水分、肥料之供给,发生了变化。

由此,可以推论:当人类的食物和畜禽的饲料发生变化时,前述基因突变和(或)重组,就会发生。虽然此种基因变异发生的过程中,气候变暖、环境污染和生态破坏肯定也起了部分作用,但是由于此三项之变化的周期较长,而食物、饲料的变化相对而言则较短、较快、较易,因此,可以推论:后者应是使人感染 H7N9 亚型禽流感成为可能的主因。

六、不转基因与基因之变

大家都知道,方舟子先生有一句名言,说的是:"又没有转你的基因,害怕什么?!"

这话说得非常经典,易懂易记。所以,许多人听了之后,也就放心了。

但是,事情果如方舟子所说那样简单么? 非也!

表面上看,转基因技术目前为止主要是用于大豆、玉米、油籽、蔬菜,而并未用于转人畜禽类的基因,因而似乎用不着担心受怕。然而,由于前面讲过的环境改变会引发生物基因变异这一基本科学原理,放下的心,就又因此而悬了起来。

现在,为使大家看清真相,让我们再一次重新检视和回顾一下现代基因突变或重组理论与米、孟(摩)、达"三家理论"的关系。

首先,看一下米丘林学说与基因突变或重组的关系。

假如没有基因的突变和重组,那么,米丘林学派所说的性状变异或改变会怎样呢? 那就只能是变个表皮,洗把脸就没了,等于没有变。而真正的性状改变或变异,必是发生了基因的突变或重组。否则,绝不可能引起米丘林的在意,并成为其理论学说的支柱。

其次,再看一下孟德尔—摩尔根学说与基因突变或重组的关系。

根据这两位科学家(他们并不在一个国度,其中一位,即孟德尔,种了一辈子的菜,郁郁不得志,但并不影响其学说价值和学术地位)的理论,改变了的生物性状会遗传下去,从而从相反的方向与米丘林学说构成一种完美的结合。但是,这种完美有一个前提,那就是基因突变和基因重组。假如没有基因的突变和(或)重组,生物性状之改变要么不可能,要么无意义。只有当生物基因由于内外环境的变化而发生了突变或重组时,性状才可能真正改变,改变了的性状才能够保持并遗传给后代。

其三,最后看一下自然选择和进化论与基因突变和重组理论的关系。

自然选择分"优胜"和"劣汰"两个方面:

优者胜出,与基因突变和(或)重组理论的关系,很容易理解:

如果没有基因的突变或重组,优越性状就无法保持并遗传给后代,于是"二世而亡",就无胜可言了。

劣者出局,与基因突变和(或)重组理论的关系,较为复杂。

黑格尔说,"凡是现实的,就是合理的;凡事是合理的,就是现实的"。某一生物性状之劣,如果劣在其父辈那里,就不会生出它来,因为其父既劣,就会被淘汰而无以生子;既然它已经被生出来了,说明其父辈虽差,尚未达到被淘汰的程度。这意味着,其被淘汰,原因在己。

而如果是劣在本代,即自己身上,那么,只有当其基因发生突变和(或)重组,才有可能被淘汰掉。否则的话,下一代又会如其祖父辈一样,重新抬头。

由此,就证明了:基因的突变和重组,与生物性状的改变、改变之后性状的遗传及自然选择和生物进化这三家理论,是同一枚硬币之两面,分不开的!

由此可以得出结论:即使不转人畜禽的基因,只要改变其内外环境,也能使其性状改变并遗传下去,进而可以实现达尔文主义的优胜和劣汰。

讲到这里,方舟子所说"又没有转你的基因,害怕什么?"这句话究竟是对,还是错?大家心里该清楚了吧?

如果大家还不满意的话,则可以用上述分析所得结论对方舟子先生说:

"即使不转你的基因,也能改变你的基因!"——办法就是,通过令其食用转基因,改变其生活生存条件和内环境,从而发生基因突变和(或)重组,一如前述。

七、转基因与基因之变

前面,我们讲了不转基因也能改变人畜禽之基因的道理,现在,我们要讲讲转基因食物、饲料有可能会使人畜禽基因发生突变或重组的道理。

转基因,英文缩写词为 GMO(Gene Modified Objects),原意是指基因经人工修饰过的物品,通俗说就是对基因做过手术的物件。从这个意义上讲,转基因技术,也就是高难精细基因手术,因此属于生物科学和基因工程的尖端顶级高科技成就。

或曰:这么高级的科技成就,好事啊! 用以造福地球和人类,求之不得之物,别人送上门来,岂有拒不笑纳之理?

是的,转基因技术的诞生和成熟,确实是人类科技发展史上破天荒的大事,具有划时代意义。

然而正如我此前谈到中西医关系时所说的那样:

金钱是个好仆人,但却是个坏主人;道德是个好主人,但却是个坏仆人。

西医是个好仆人,但却是个坏主人;中医是个好主人,但却是个坏仆人。

资本主义是个好仆人,但却是个坏主人;社会主义是个好主人,但却是个坏仆人。

自然科学和工程技术是个好仆人,但却是个坏主人;人文社会科学是个好主人,但却是个坏仆人……

显然,在道德和社会人文精神的主导之下,科学技术与资金结合,会造福于地球和人类。这一点,是确定无疑的。但是若让金钱和自然科学、工程技术之类先进成果当家作主,那就会造成地球和人类的灭顶之灾。

炸药,是这样;

核能,是这样;

转基因技术,也是这样。

但是,转基因食物与炸药和原子弹有一点不同,那就是:它并不以血肉纷飞和尸横遍野的惨烈形式展现出来,相反地,而是以温柔甜美的外表示人,因而具有极大的亲和力和欺骗性。

那么,转基因技术及其产品的危害在哪里呢?

在回答这个问题之前,我想对问题的提法本身加以修改,改成:转基因技术及其产品,其可能的危害在哪里呢?

之所以要做这样的修改,是因为:转基因技术本身是中性的,可能做恶,为害人类,也可能不做恶,不为害人。一切的一切,皆取决于使用该项科技成果的人及幕后操纵者。

何以然也?

情况是这样的:转基因技术,可以将生物(目前来讲主要是植物,即饲料、粮食和蔬菜等农作物)的基因拉开了一个敞口,从而可塞进手术者所想置入的任何性状之基因片段。该项技术先进到什么程度?理论上,该技术先进到可以将人的基因转给其他动物,也可以将其他动物的基因转给人类。就转基因技术本身来说,这是相当小儿科的。将动物基因转给植物,植物基因转给动物,这才高了一个层次。更高层级的转基因技术,可以在相差十万八千里之遥的生物种属科目之间,将其基因相互转移:转进转出,转来转去。根据实施和操纵者的需要,想怎么转,就怎么转。只有想不到的,没有办不到的!

有了这一技术之后,你想让水稻植株矮秆?抗倒伏?颗粒重?抗干旱?抗涝湿发芽发霉?……所有这一切,都易如反掌,再也不必像袁隆平团队那样苦苦寻找、慢慢等待了!

至于棉花抗棉铃虫等病虫害,油菜籽高产,等等等等,更不在话下。

但是,且慢!

就在我们讲话之时,一个问题浮现出来:要是有人往你的基因敞口(Gene Exposure)里下毒,怎么办呢?

没有办法,只能等死!除非……

除非什么?

除非不像目前这样,除非我们严格管制,除非严格限制进口,除非打击非法使用者,除非……

最最重要的是,除非我们将事情的真相告诉人民:转基因食品与非转基因食品有天壤之别,并非美国布什政府所说的那样"实质相同"(essentially same)，而是非常不同(greatly different)！

讲到这里，顺便交待一下基因敞口这个概念的来历。虽然"基因"(gene)和"敞口"(exposure)这两个词都不是我的发明，而是本来就有的，但将此二者放到一起，构成一个固定词组 Gene Exposure (基因敞口)，则是本人专利术语。

当年，我在华东交通大学经济管理系教授国际金融，课堂上会经常讲到外汇风险。外汇风险的英语表达有两种说法，一种是 Foreign Exchange Risk，另一种是 Foreign Exchange Exposure，后者就是外汇敞口，又译外汇暴露，意即暴露于风险之下，随时随地都会遭受可能的损失。

如要准确定义外汇风险，则应称其为意外损益，即有赔有赚：可能是意外损失，也可能是意外得益。这与转基因技术的情况非常相像：既可给人类带来好处，也可带来想不到的灾难。

也正因为如此，我将"外汇敞口"中的 Exposure 一词移到本文，称转基因之害为 Gene Exposure ，即"基因敞口"。

基因敞口之害在于，可被人置入任何可能危害国人健康的基因片段，从而置我国于万劫不复之地，危害我国公共安全和国家安全。

那么，基因敞口与基因变异又有何关系呢？

关系大啦！

因为，既然基因敞口已经大开，那就想塞入什么私货都很容易办到。比如：可以令人或畜禽吃喝转基因食物、饲料后性欲增强或减弱，可以令人或畜禽的雄性精子成活率提高或降低，可以令其雌性易于或不易于怀孕，易于或不易于流产、死胎，……等等，等等。

媒体所报道的山西、吉林和云南等省老鼠绝迹是否属实，我不敢说，因为没有亲自考察过。但我的家乡河南省信阳市浉河区游河乡，由于79岁的母亲至今还住在游河镇上原乡政府家属院，所以，我是大体上平均每月要回去一次的。那里的老鼠，已多年不见了。此事100％确凿无误，任何人可前往调查核实。

这就给我们敲响了警钟：转基因食物和饲料的使用，会不会就是那改变人、畜、禽内环境从而引发其基因突变或重组,致使本来不为人所感染的 H7N9 亚型禽流感病毒现在可以感染到人了呢?值得警惕,值得警醒,值得反思。

不久前,大约就是 2013 年 4 月上旬或中旬吧,中央电视台在某一晚黄金时段的"焦点访谈"节目中,曾大谈特谈浙江猪不是死于砷中毒。

当时我就感到奇怪和纳闷:明明网上那么多人质疑转基因饲料与浙江猪之死有关,而怀疑其为砷中毒的人则少之又少,可为什么要抓住砷中毒这个话题不放而大做文章,却不愿哪怕稍稍谈谈浙江猪之死与转基因饲料有无关系这个论题呢?

舍近求远,舍易求难,如无猫腻,咄咄怪事!

特别需要指出的是,掌握了转基因技术的个人或组织,可以轻而易举地往基因敞口里塞进提高或降低生物免疫力的基因片段或含有此种信息密码的成分、元素。此举具有综合性的作用,而不必一定要瞄准某一特定和具体的目标,即可达到当事者的目的。

比如,我曾在网上看到截图的 CCTV—13 新闻报道,说是国外某项试验表明:转基因食物可增加小白鼠罹患癌症的概率或比例。这虽然有可能是试验者为小白鼠嵌入了易患癌症之生物基因的结果,但更大的可能性则是通过喂食转基因食物而使其免疫力下降的结果。

上述后一种情况,或许有助于我们从多个侧面理解和认识此次人感染 H7N9 禽流感病毒的原因。因为,对于本来不易感染 H7N9 亚型禽流感病毒的人类来说,食用转基因食品而发生基因突变或重组固然可以变得易于感染,降低免疫力也可造成同样结果。

总之,穷尽一切可能,转基因食品、饲料和蔬菜的进食,是其中最大的可能和最可能的嫌疑。

八、转基因害人与否取决于人

由于基因敞口(Gene Exposure)洞开,国人的健康和安全至少已受到了潜在的威胁。但是,要使这种威胁成为事实,害人者还需有作案动机和作案条件。

原因很简单:转基因技术可以害人,也可以不害人。这正如酒店的厨师可以下毒,也可以不下毒一样。

这样,下不下毒,就看有没有犯罪的动机或利益驱动力,以及是否有其他作案条件。如果有,就会犯罪;如果没有,或仅有动机而没有条件,犯罪就始终是一种抽象的可能性。

那么,当今之世,中国是否有常被"惦记"和算计的仇敌呢?

一般来说,没有。因为,作为几十年如一日始终奉行和平友好外交方针的国家来说,中国,在直接形态上,确实是一个没有敌人的国家。但是,考虑到中国人口多而经济增长快这样两个基本的事实,某些人想伺机下手暗中坑一把的可能性也不能够完全排除。

当然,要想谋害中国人的性命,最好的办法,无疑是在转基因食物、饲料及其种子上做些手脚,借以改变我国人、畜、禽的生活和生存条件,即内环境,从而促使其发生基因突变和(或)重组,或借此降低其免疫力。原因就在于,此举具有"隐蔽性好"的特点:不易被发现,不易被查出,不易被拒绝,万一出事,则特别不易追究当事人的刑事民事法律责任。

总之,一场没有硝烟的基因战或已打响。我们绝不能掉以轻心,坐以待毙。

打一个不一定确切和恰当的比喻:如果我们吃"朋友"叫人送来的外卖,如何避免中途下毒呢?

办法无非是:

第一,与人为善,避免树敌;

第二,吃前稍做必要的查验;

第三,重视证据,及时报官。

以上三条所讲的意思:一是避免别人产生害你的动机;二是多长个心眼以防不测;三是法律对犯罪分子的威慑不可或缺。

目前我们对转基因敞口的潜在之害,也只能这样加以防范。

九、宿主变异与病毒变异

目前,H7N9禽流感病毒可能已经开始在人际传播,也可能还未开始在人际传播。因为,大约40％近期未接触禽类的H7N9禽流感患者,有可能是从畜类那里传染来的,也可能是偶尔从人那里传染来的。

下大功夫去搞清此事,其实并不十分重要,真正重要的是:H7N9禽流感病毒,可能正在或将要变异,也可能已经发生了变异。

至于病毒变异的方向,我们虽不能确切地知晓,但有一点可以肯定,那就是:必将更易于感染到人!

何以然也?

其原因就在于,促使其发生变异的原因,是宿主的变异。大而概之、广而论之,可以说人、畜、禽是或不是此病毒的宿主;如想表述得更精确些,则应说人、畜、禽的细胞是或不是此病毒的宿主,即寄生对象。

人,本来不是H7N9禽流感病毒的宿主,这在前面已讲过多次了。但是,如果H7N9所寄生于其中的禽类细胞由于内外环境的变化而发生了基因突变或重组,这就有可能导致寄宿其中或寄生于其上的病毒本身,也随之发生相应的变异。

变异的结果,也许首先是较易于感染到猪等畜类。然后,又由于猪等畜类动物的内外环境即生存条件发生变化(包括吃被做了手脚的转基因饲料)而导致基因突变和(或)重组,则寄宿或寄生于猪体细胞中的禽流感病毒就会进一步变异,产生出易于为人类所感染的禽流感病毒。

到了此时,也许禽流感病毒仍呈人禽感染和人畜感染的散发状态,就像目前我们所看到的绝大多数病例那样。但是同时,这种病毒在人体细胞内的生存环境也在变化,因为人类依然在进食转基因食物而不自觉其害。久而久之,这种寄生于人体细胞的禽流感病毒就可能产生出适于人类的变异体来。

那时，人传染人的 H7N9 禽流感变异病毒就会诞生，疫情之扩散就会呈加速度进行。这，当然是所有人都不希望看到的。虽然当初在转基因食物、饲料和(或)蔬菜的制种、育种过程中做手脚的人会心中窃喜，但中国有句古语说得好，叫做"搬起石头，砸自己脚！"

其他的话，我就不讲了。人在做，天在看。害人害己，客观规律。

十、当前应有的应对之策

超医学认为，用中药杀病毒的办法治疗 H7N9 亚型禽流感非常容易，比进口药"达菲"和国家食品药品监督管理总局不久前刚批准生产的抗流感新药帕拉米韦氯化钠注射液疗效更好，而毒副作用更小。

因此，H7N9 禽流感病患者的治疗，问题并不大。真正的问题，在于如何防止疫情的扩散和蔓延。

这，就需要从正确认识和对待转基因食物、饲料和蔬菜来着手。

不然的话，听任转基因食物、蔬菜和畜禽饲料大行其道，说不定哪一天，会出现疫情暴发而失控的局面，亦未可知也。即使今年夏天疫情自熄而不再为害，也难保明年、后年或大后年其不会改头换面卷土重来。

也就是说，转基因敞口存在一天，潜在的祸患就存在一天。

在此情况下，笔者认为，目前各地大规模宰杀活禽的做法既有一定的现实必要性，又是费力不讨好的无奈之举。此种做法，不仅不可能解决问题，还可能引发新的问题，无穷无尽，无休无止。正如我在前面说过的那样，一旦疫情发展到不得不对禽类及牲畜斩尽杀绝那一步时，整个人类的可持续生存，就有问题了。

总之，可以说，与 HIV 和 SARS 相比起来，GMO 的危害性和防控难度更大。不信的话，余请拭目以待。

十一、未病与未病孰治？

中医向来有治未病一说。医经有言曰：上工治未病，中工治欲病，下工治已病。此之谓也。

但是，当今中国的现实情况是，由于西医取得了统治和主导地位，致使全社会错误地形成了迷信和崇拜西医之风。一事当前，先看西医。西医治不好时，再来看中医。其结果是，许多本可在中医那里轻松搞定的中优病种，由于在西医那里耽搁了时间，到中医这里已经不是未病，而是未病了。在这种情况下，作为中医人，治，还是不治？依余之见，从人道主义的立场和角度出发，当然要治。哪怕还有一丝希望，也应全力进行救治。但就实际效果而言，肯定不如及早诊治。与此同时，也会存在另一种完全相反的情况：有些本应西医救治的，误投中医，也会出事。而笔者所创超医学和预诊学，或可免此二者之误，亦未可知也。——这是题外话。

现在，对我们来说重要的是，面对人感染禽流感疫情有可能自灭也有可能大规模暴发而出现失控局面的现实情况，必须采取坚决措施釜底抽薪，以治未病。其办法就是：暂停转基因技术的使用，控制转基因食物、饲料、蔬菜等的食用，可能的话，立法禁绝之。

第六部分　地诊学大纲

一、超医学与地诊学

2013 年 4 月 20 日，我正在写作《超医学论》的第三篇"补论"，即《人感染禽流感原因及对策》，突然惊闻四川雅安发生了 7 级地震，造成重大人员伤亡和财产损失。这是继汶川、玉树地震之后的又一次严重灾害。吾心为之一动，那种感受，无以言表。

在这种情况下，我就不得不在此对本书第二部分所给"超医学"定义加以扩展，援引拙著《超经济学》对"超"字的解释和定义方法，将部分超出狭义医学范畴的内容，亦即这第六部分《地诊学大纲》，纳入其中。

古人云，"上医医国，中医医身，下医医病"。依此而论，则地诊学之内容，兼有"医国"与"医身"两个方面，惟与"医病"的关系不大。不管如何，算一尝试吧？

〔据报，2013 年 4 月 25 日，河南郑州市中原区新确诊 1 例人感染 H7N9 禽流感患者；24 日，江西确诊 1 例此前认定的疑似病例。至此，全国上海、浙江、江苏、安徽、北京、河南、山东、湖南、江西 9 个省市均已发现确诊 H7N9 禽流感病例，总计超过 110 例！ 因此，有必要提醒一句：抗震救灾固然重要，亦请勿忘关心和防控禽流感疫情。〕

二、地诊学的概念

那么,究竟什么是地诊学呢?

简单地说,所谓"地诊学",就是运用传统中医的"望闻问切"之法,"四诊合参",辅以现代科学技术,对地球的"脏腑"、"经络"和"气血"运行情况进行把握,对其异常变化加以捕捉,并及时做出适当诊断,为地震灾害之孕育和发生做出预测、预报的一门学问。

如果我们将地诊学与地震学做个比较的话,那么,可以说,此二者的关系,首先是传统科学与现代科学的关系、经验科学与实证科学的关系。也因此之故,有与现代科技结合起来发挥作用的余地。

其次,在医学领域之内,地诊学与地震学的关系,相当于中医与西医的关系。

其三,在中医学范畴内,则相当于诊断学与藏象学的关系。

将上述三点综合起来,可以看出,地诊学与地震学的最大不同,集中表现为如下之点:

地震学,主要是致力于研究地球内部深层构造及其变化,借以察明其中的异变及向地表的传递,从而揭示出地震形成的科学机理,为最终找到预测、预报之科学方法奠定基础。

而地诊学,则是在"两眼一抹黑"即完全不了解地球内部深层构造和地震孕育、发展、发生、暴发原理机制的情况下,坚信地球内部的正常状态如有异变必有一定孕育过程,而孕育成熟后必会经由各种通道和形式表现出来,因而运用各种各样的感知方法加以确定,并作出预报。

三、地震的可预性

1976 年 7 月 28 日凌晨 3 时许发生的唐山大地震,由于人为的因素,使唐山当地多个监测预报点和北京方面几个不同单位的专家已经做出的临震预报不能发布,致使超过 24 万人死于非命。三十多年后的汶川地震,更是在大白天造成 9 万多人的生命损失。两相合计,远超过了当年南京大屠杀的死亡人数! 惨绝人寰,触目惊心!

然而,科普作家方舟子先生却在《中国青年报》2008 年 5 月 28 日第 12 版上发表文章,鼓吹"地震不可预"论,用以说明这几十万人死得不冤!

此后,国内又相继发生了青海玉树和最近的这次四川雅安较大地震。其所造成的灾难之大,使我们不得不反省反思地震预报工作之误,发现:其误就在于,误以为地震真的不可预。然而,实际上,可预是绝对的,不可预是相对的。

根据张庆洲先生的《唐山警示录》、曾子墨女士的采访视频以及后来的记录片《掩埋》等,我们可以大而概之地知道其中部分真相。现在,无数事实表明,当年的唐山大地震在十几天、几天和几个小时之前都不断地有预报出来,更不用说此前的 1975 年海城大地震已经被成功预报过!

不仅如此,就在唐山人民遭受重大生命损失的同时,就在距离震中一百多千米的青龙县,由于县委书记兼革委会主任勇于承担责任,提前发布了地震预报,全县 47 万人无一人死亡!

历史上的事情已过去了,我们无意再去追究当年当事人的责任。但问题在于,同样或类似的悲剧竟然又在汶川、玉树和雅安等地重演了一遍又一遍,这就迫使我们不得不反思其中的问题。

比如,1976 年唐山地震后,有关方面以大错掩盖小错、新错掩盖旧错、将错掩盖已错,已经把"预防为主"的原则加以虚化,逐步放弃了周恩来总理当年确定的"土洋结合,专群结合"八字方针和群防群测的一整套做法,改向美日等西方发达国家看齐,致使我国的地震预报水平不仅是停留在 1976 年的水平,而是实际上大踏步地后退、大幅度地下降。这就与"地震不可预论"的大行其道,很有关系。

再比如,当今之中国,形成了一种奇怪的氛围:说"地震不可预"的，被尊为科学家；而坚信其可预的，被视为骗子！这对于那些执着于地震预报工作的非主流专家是多么大的打击！究其原因，也是"地震不可预论"在其中作祟。

于是，就产生了这样的结果：退休地震专家发给国家地震局的2008年4月30日预报密件，无从查对了；此前某研究生的有关论文，被大肆嘲讽；汶川地震前民众阴差阳错将"地质灾害"误听成"地震灾害"引起的恐慌，被"成功辟谣"；各种动物异常现象，也都被轻描淡写和不屑一顾地解释并消释掉了；……所有的一切都天衣无缝，似乎显示着死者不冤、有司无责！后来的玉树地震和现在这次的雅安地震，亦复如此。

但是，大家知道，整个宇宙是个系统，整个地球是个系统，地震破坏了这个系统，震中附近事前没有任何预兆，是不可能的。

比如，几十年前，人们对于天气预报搞得还不是很准，而今天已经可以搞得很准了。

当年的天气预报之难，正是我们今天的地震预报之难。既然今天的天气预报已越来越准了，那就意味着，地震预报未来也必将越来越准，如果我们全国人民上下一心都坚信地震可预的话。

这里，笔者提出以下几点不成熟看法：

第一，不能精确预报不等于不能准确预报，不能准确预报更不等于不能预报；

第二，不能100%地预报，不等于100%地不能预报；

第三，预报成功率不高，不等于成功了就是"瞎猫碰到死老鼠"。

总之，即使过去没有成功，也不能代表现在不能成功；即使现在不能成功，也不意味着将来不能成功。而既然过去就已经不止一次地取得了成功，那就完全有理由争取今天的成功，特别是有信心取得明天的成功。

由此，可以得出结论：断言地震不可预的，是欺骗国人的伪科学言论；而坚信其可预性的，才是尊重实事的科学态度。

四、西周末年伯阳父论地震及其启示

据《国语·周语(上)》记载,幽王二年,西周三川皆震。

伯阳父曰:"周将亡矣!夫天地之气,不失其序;若过其序,民乱之也。阳伏而不能出,阴迫而不能烝,于是有地震。今三川实震,是阳失其所而镇阴也。阳失而在阴,川源必塞;源塞,国必亡。夫水土演而民用也,水土无所演,民乏财用,不亡何待?昔伊、洛竭而夏亡,河竭而商亡。今周德若二代之季矣,其川源又塞,塞必竭。夫国必依山川,山崩川竭,亡之征也。川竭,山必崩。若国亡不过十年,数之纪也。夫天之所弃,不过其纪。"

上述历史文献并记载曰:是岁也,三川竭,岐山崩。十一年,幽王乃灭,周乃东迁。

以是观之,似乎伯阳父对此次地震的看法及对西周覆灭的预测是准确的。是耶?非耶?难以定论。依余之见,国之兴亡,三分在天定,七分在人为。人为倒逆,其兴也必难;人为顺势,依道而行,其灭也不易。验之古今,概莫能外。古之贤者观天地之变,以度国之兴亡,或有倒因为果之误。盖人为失当,天地或有应,其因在人,而非天地也。

但是,伯阳父的"阳伏阴迫说",对我们则有重要意义,那就是:天地日月,阴阳失调,乃地震孕育和发生的诊断学原因。因此,今天,我们可以在现代科学技术的辅助之下,通过观天地阴阳,为地球把脉,此"地诊学"之谓也。

五、地诊学的手段与方法(A):类医望诊

中医的望诊,就是观察,包括察人之整体形态和身体某一部位的细微末节,以便从中发现异常,判断是否有病及病性病位等。

地诊之察,与此类同。

比如,可以观察山川河流、地形地貌的整体异变,也可以观察从山洞豁口冒出的雾气、天上云彩的异状、农村深水之井往外翻涌

的泉沫或其他异象,等等。

此外,自然界及动物园的动物异常,自然界及植物园的植物异常,以及家养飞鸟走兽、蛇虫鱼鳖和观赏性花木花卉的异常等等,也都在地诊观察的对象之列。

为了使大家理解和认识此种观察的科学性和有效性,我想在此讲一个中央电视台所播"动物世界"节目里的故事。

说是非洲某地,山龟每年挪动一次产卵孵仔之龟窝的位置,主要是挪动与山边河流最高涨水位置的距离。其目的是,这个每年一换的龟窝,必须不至被夏季洪水淹没吞掉,但又不能离水边太远。因为,太远的话,则万一危险来临,其幼仔恐不能及时跳进水里逃生自救。

结果就是,当地的龟窝,总是处在与河流最高水位不近不远的地方,却从来不曾被水淹过。

这个例子说明,此种山龟,对于未来半年、甚至一年内的洪水高度,是有一定的预知能力的。神不神?神!奇不奇?奇!可以说,既神奇,又神秘,甚至神圣!

但是,我自己的一次经历,则使我相信:这是科学,而不是迷信。

那是 1998 年 4 月,我从武汉大学法学院博士后流动站出站,自愿到湖北省黄梅县小池镇政府工作,当了一名乡镇干部,属于国家公务员序列。由于有一些事情耽搁,包括一时没有找到合适的住房,所以,正式搬家的时间,拖到了当年 7 月 1 日。

家搬到小池镇的当天晚上,我请镇委镇政府领导和同事吃饭,结果却是公家买的单。这是题外话。我要说的是,席间,徐镇长讲的一番话,让我至今记忆犹新。他说:

"从中央到省里、市里、县里,层层往下布置任务,叫我们及早着手防汛,说是去年年底专家就已经预测、预报了,今年夏季有特大洪水,百年一遇。这些家伙是不是白吃干饭的?从现在起,两个月内,不,一个月内,可见分晓。现在,咱们滨江圩还没有动静。如果到8月1号还只是像过去一样,那就说明专家说的都是扯谈!"

后来的情况,大家都知道了:百年大汛,果不其然!

现在,如果我们将这个真实的案例与刚才所讲非洲神龟的预测功能作一比较,就会发现:专家与神龟,二者的预测能力是差不多的,只是各自使用的工具不同罢了:专家使用的,是各种各样的仪器设备和百千年来的历史资料;而山龟所使用的,则仅是上帝赋予的本能。

总之,动物具有感知未来的奇特能力和奇妙功用,这一点是肯定的。许多人猜想,远古人类可能也有此种能力,只是后来慢慢退化了。这种猜想是否正确,已无从考证。但是,直到现在仍有极个别人获此天赋,则完全可能,并且可信。这也为后面的问诊,奠定了基础。

六、地诊学的手段与方法(B):听闻与嗅闻

闻诊的"闻"字,古时多指耳听,今则多指鼻嗅气味。

听闻的对象或内容很多,比如,可以听风、听雨、听雷声异常,也可以听鸡鸣狗叫之异,后者包括时间不正常和声音不正常。

古人认为,鸡非其时而鸣,犬非其情而吠,都可能意味着重大灾难即将来临的信息,被其感知了。尤其是莫明其妙的悲鸣如哭,更须警觉。

除此之外,其他动物的异常发声,亦应留心在意,不可忽略不计。

至于嗅闻,我的看法是:当地球深处发生异变时,有可能会使一些正常情况下不溶于水的物质渗溶于地下水中。其中,有的属于口味,需要品尝才能知道;另有一些,则可通过鼻子嗅出。这样,就可以通过嗅觉来对地震进行感知。

比如,深井之水,其味之异,可品尝的,需要将水打上来尝;而属于气味的,则很容易在井口就能嗅到。

这里,重要的是,一定要诸诊合参。因为,单一现象不足以判

断是否一定会发生地震。

七、地诊学的手段与方法(C):类医问诊

中医的问诊,一般人以为,主要是问患者。

其实,很多情况下,医生对病人的家属、邻居、亲戚、朋友、同事、同学、领导、老师等人进行旁问,也有助于查明病因。中医诊断,非常重视病因病机。所谓病机,主要是指病性病位;而病因,则既包括致病原因,也包括起病原因,因而往往要追溯发病之前和发病之初曾经出现过什么情况,或旁敲侧击查问出患者此前曾遇到或做过什么等等。所有这些,都有利于病机的确定,但病因本身不等于病机。这就扯远了。

回到地诊学的问诊上来,其所询问的对象,由于不知道病人是谁,所以只能旁问他人,包括(但不限于)刚会说话的无知幼儿、糊里糊涂的百岁老人、胡说八道的精神病人、聋哑盲人及智障或弱智者等。

除此之外,还有以下几种人可问:

一是多梦善解之人;

二是修练气功之人;

三是修道重德之人;

四是对周易有精深研究之人;

五是其他身怀绝技之人。

八、地诊学的手段与方法(D):地表切诊

中医的切诊,古时遍诊全身,三部九候;现在,多数人都是独取寸口,仅只在双手腕部把寸、关、尺三脉。虽然如此,临床中也仍时不时可见诊察他脉者。比如,名老中医大多能把 28 种脉象,而我本人则仅只能把其零头,充其量 10 种左右,可以说,即使在业余中医中也属于不入流的"下工"水平了。即便这样,我也经常会用到双足内踝附近的太溪脉,以帮助确定病人是真肾阳虚,还是湿邪阻

遏而造成的假肾阳虚,甚至有时也会偶尔用到颈部喉结两旁之人迎脉法,以为参考。

同样道理,地诊学之脉诊法,也不限于独取一处。相反地,更多情况下需要学习古之中医,遍诊全身,三部九候之。

地诊切脉的具体办法,就是运用不太复杂的仪器(越先进越好自不待言),在全国各地遍设测量点,定期测度并准确记录地磁、地电和地应力,绘出其变化曲线。

切诊的重要性,不亚于望闻问三诊,毋宁说,有过而无不及。盖望闻问三诊,主观性较大,而地磁、地电和地应力之"脉"则最为客观。

这里面,地应力(即地壳不同板块间应力)具有特别重要的意义。如将其与地磁、地电、地下温度传感器资料、小地震发生频密度等情况结合起来,再与上面所讲的望闻问诊和下面将要谈到的头脑风暴法加以合参,就能得出相当可靠的地诊结论来。

九、地诊学的手段与方法(E):头脑风暴法

头脑风暴法,是国外商界对经济危机(即"商业周期")进行预测的一种方法。

其具体做法,大体有 3 种:

第一种,由预测机构给业内知名专家批量去信,并附调查问卷,然后对其回信和收到的问卷答案进行分析,作出适当的预测结论。

第二种,电话询问众多专家,类似于民意调查,但对象不是普通民众,而是业内专家。

第三种,开调查会,现场听取众多专家的意见和看法。

将此方法移植到地震预测报领域,就成为地诊学"四诊"之外的重要一法,调查对象是国内外从事地震预测、预报工作的知名专家。

这里,重要的是,一定要对专家的意见进行分析。

比如,最近,针对江苏省卫生厅关于板蓝根可以防治 H7N9 禽流感的说法,浙江、吉林、山西、广东和北京的众多专家都出来纠偏。

为什么会出现这种情况呢?

笔者认为,主要原因是,国内已经出现了板蓝根脱销和缺货的情况,如不及时降温,势必出现几年前日本福岛电站发生核泄露后我国多地出现抢购碘盐风潮那样的局面。何况能治 H7N9 禽流感的中草药很多,没必要让大家都去喝板蓝根。

同样道理,专家的意见如果是出于某种考虑而给出的,那么,要想以其作为地震预测、预报的根据,就必须首先将各种可能的杂质排除,以免影响其客观和可靠性。

十、地震区域和震中点的确定

大家知道,小儿遗尿和成人遗精(后者,虽有正常性与病理性的分野,这里在所不问)往往可绘出类似地图的渍迹。实际上,如果将各地根据四诊资料相互合参所得并上报中枢的预测结果标注到全国地图或亚洲地图上,也会出现一个类似地图形状的分布图,即图中图。

有了这个图中图之后,可以很容易就测出其几何中心。那个中心,就是可能的震中之点。

与其同时,在图中图中,根据上报点的分布密度,参合下面将要讲的地震级别,即可确定震中附近的受灾范围。这个范围,就是震区。

十一、地震级别的确定

确定震中和震区之后,即可大致确定地震级别。由于震级与震区(即地震一旦发生,其可能的受灾范围)是成正比的,所以,两者可以相互参考。而当其中任何一者都无法确定时,则图中图的大小、上报点的分布密度和头脑风暴法所得信息等,也都可以提供帮助。

当然，这样做时，需要有一定的资料积累，以便从中找出可靠的统计规律来。历史资料，亦可参考，只是要进行适当转换，因为历史上并无图中图和上报预测点分布情况等现成数据。

但是，无论如何，有胜于无。而随着从今往后的资料积累，总有一天，图中图的大小等相关数据与震级大小的数值关系，会越来越确定，越来越准确，越来越可靠。

十二、渐进过程的中断与临震预报

地震预报中，有三个要点不得不报：第一是震区震中；第二是震级大小；第三是发生地震的准确时间或大致时间。后者，即时间的确定，最为困难。

大家知道，地震的发生是量变到质变的跳跃和渐进过程的中断。

据此，地诊学认为，或可通过下述三个办法，确定地震可能暴发的时间而作出相应的临震预报。

第一个办法是，注意哪些一直存有的现象突然消失了；

第二个办法是，注意哪些从未有过的现象突然出现了；

第三个办法是，注意哪些原有的事物，发生了重大或明显的变化。

实践中，特别是当上述 3 种情况（即"原有的没了"、"原没的有了"、"原样子变了"）全部出现时，那就充分说明量变即将转为质变，渐进过程即将中断，也就是说：预料之中的地震灾害，马上或很快就要发生了，必须做出临震预报。

故曰：三者悉备，必震无疑；此时不报，更待何时?!

十三、地诊学的意义和作用

地诊学的意义在于，由此揭示了传统科学和民间方法对地震预测、预报的重要作用，特别是提醒我们：外国不行的，中国或能行;外国人做不到,中国人或许有可能会做得到;现代科学摆不平的,传统科学或能发挥一定的作用;官方不重视预测、预报,民众自己可以进行。

由此,可以知地诊学的作用之一是:至少可提醒那些业余时间研究地诊学的人们,发现异常要及时规避,包括(但不限于)提前到外地投亲靠友,躲避几天,待或有或无的可能风险消除之后再回来居住,或重建家园。

第七部分　补论

第一篇　浅议艾滋病防治方略

先审题，再讨论：

所谓的"防治"之"防"，与慎输血、勿吸毒、做爱戴套、生育干预以切断母婴传播途径等等无关，讲的仅只是防止 HIV 病毒携带者向艾滋病患者转变；而所说"防治"之"治"，则既包括对已发病为艾滋病患者的治疗，也包括对 HIV 病毒携带者的治疗。后者，与前面所说的"防"是同义语，虽有废话之嫌，因其"防治"连用之便，故用之。

在艾滋病防治方略问题上，我的观点是：无论防还是治，都要完全彻底地抛弃西医药为主的旧思路，改采中医药为主的新思路。西医药的研究开发不是不搞，而是不能以其为主。

这样，只有这样，中国的艾滋病防治工作，才能摆脱跟在别人屁股后面亦步亦趋慢慢爬行的被动局面，开创自己新的局面，从而，既为中国，也为世界，做出自己独特的贡献。

依上面定义的概念而论，艾滋病防治的总体思路是：第一，对 HIV 病毒携带者来说，应当以杀病毒为主；第二，对已发病的患者来说，应当以扶正(即提高病人抗病能力和生存能力)为主。具体说就是：

凡是已经检查确定为感染了 HIV 病毒的携带者，都必须在不影响正常工作和生活的情况下，尽早服用和(或)使用抗病毒中药。由于 HIV 病毒携带者转变为艾滋病患者的"潜伏期"长达数年至10 数年不等，因此，毫无疑问，病情真相发现越早，抗 HIV 病毒的中药服用和(或)使用越早,其被彻底治愈的可能性越大;而不能治愈者的发病时间,则会推迟得越长,也就是发病越晚,从而生存时间越长,且生存质量也会更高。

这里,需要注意的只是:要尽可能地选择无毒或毒性小的抗病毒中药及其组合。西方国家,由于担心抗 HIV 病毒药物对携带者的毒副作用,所以,很长时间内,主流意见是:Don't trouble troubles until trouble troubles you!(麻烦不找你,你别去找它)也就是说,只要 HIV 病毒尚未发作,就尽量地不用抗病毒药物,因为,地球人都知道:是药三分毒嘛。

所以,直到近年,他们在实践中发现早干预优于晚干预之后,才开始改变原来的旧思路,改为提倡适当早干预,但仍不主张越早越好。不仅如此,西药抗病毒相对于中药抗病毒,虽然具有目标明确和针对性强两大优点,但有两个致病的缺点:一是毒性大,二是效果差。

与此不同,中医常用的抗病毒药及其组合,虽然也有毒性很大的,但是也有毒性很小而效果很好的。

随便举几个例子,比如说紫花地丁和蒲公英药对,比如说三莲汤(即半边莲、半枝莲和穿心莲),比如说二藤药对(红藤伍忍冬藤),比如说三花散(即野菊花和金银花研末为散,后者又称二花,故与野菊花合成"三花"),比如说"两全草"(即板蓝根、大青叶全草,伍金银花、忍冬藤全草)……等等,等等。

总之,至少有几十上百种抗病毒中药可供筛选而用。

至于发病后的扶正祛邪药及其组合,就更多了,兹不赘述。

第二篇　浅议禽流感防治方略

一、先看材料

[中新网 3 月 31 日电]据国家卫生和计划生育委员会网站消息,上海市和安徽省发现 3 例人感染 H7N9 禽流感病例。国家卫

生和计划生育委员会相关负责人在答问时表示,3 例确诊患者的具体感染来源尚不清楚,确诊患者的所有密切接触者目前均未发现类似病例。目前专家正在对该病毒的毒力和人际传播的能力做进一步判断,国内外尚无针对 H7N9 禽流感病毒的疫苗。

基因序列分析显示,该病毒对神经氨酸酶抑制剂类抗流感病毒药物敏感。根据其他型别流感抗病毒治疗的经验,发病后早期使用神经氨酸酶抑制剂类抗流感病毒药物可能是有效的,但对人类新发现的 H7N9 禽流感病毒感染的特异性治疗手段仍需观察研究。目前国内外尚无针对 H7N9 禽流感病毒的疫苗。

另据专家介绍,流感是由流感病毒引起的一种急性呼吸道传染病。流感病毒可分为甲(A)、乙(B)、丙(C)三型。其中,甲型流感依据流感病毒特征可分为 HxNx 共 135 种亚型,H7N9 亚型禽流感病毒是其中的一种,既往仅在禽间发现,从未发现过人的感染情况。

据介绍,此次人感染的 H7N9 禽流感病毒,是全球首次发现的新亚型流感病毒,尚未纳入我国法定报告传染病监测报告系统。因此,并没有第一时间通报。

上海市医疗卫生机构发现上述病例时,及时开展了相关实验室筛查,先后排除了感染季节性 H1N1 和 H3N2 流感、甲型 H1N1 流感、人感染高致病性禽流感(H5N1)以及非典、新型冠状病毒的可能。在进一步检测中,上海市公共卫生临床中心于 3 月 22 日发现患者可能感染 H7 流感,之后将相关标本送中国疾病预防控制中心。

国家卫生和计划生育委员会组织专家进一步核实,根据实验室检测结果,并结合患者的临床表现、流行病学资料等进行综合分析,判定上述患者为人感染 H7N9 禽流感病毒病例。

对于如何预防 H7N9 禽流感,专家认为,勤洗手、室内勤通风换气、注意营养、保持良好体质有利于预防流感等呼吸道传染病。出现打喷嚏、咳嗽等呼吸道感染症状时,要用纸巾、手帕掩盖口鼻,以防传染给附近他人。此外,还要特别注意尽量避免直接接触病死禽、畜。

由于医务人员比普通公众接触患有感染性疾病病人的机会更多,因此,有关专家建议医务人员在诊治病人过程中务必采取得力有效防护措施,包括标准预防、飞沫传播预防和接触传播预防等。

二、中药杀病毒的优势分析

前已讲到,传统中医只知清热解毒。其所解之毒,可能仅指病人肌体的内毒和(或)所服中西药物之毒(包括正服或误服两种可能性所导致的中毒),而不包括西医和现代科学所说的病毒。即使能杀病毒,也是歪打正着,属于捎带的,与传统中医的清热解毒是两码事。

西医和现代科学对病毒有确切的认识,因此,其所开发的杀病毒西药的目标明确,指向性或针对性强是其优点,但也正是这一"优点",决定了其永远不可克服的缺陷,那就是:不仅杀病毒的能力有限,而且,特别重要的是,新药开发永远也赶不上未知新病毒及已知老病毒之新变异体的出现。换句话说,西医和现代科学对杀病毒西药的研制和开发,永远只能跟在新老病毒的屁股后面追赶,但却无论如何也追不上,因而面对大量新病毒及已知老病毒之新变异体的出现,永远只能穷于应付。

中药则不同。一方面,它是自然界天然存在的,不需要临时用理化或生物化学方法去合成和开发生产,而是随手拈来,即可以用;另一方面,每一种抗病毒中药都具有多面性、模糊性和不确定性,从而也就具有高度的广谱性和无限的应用潜力。两方面合起来,就决定了它虽然没有100%把握能杀某种特定的病毒,但却有可能杀灭任何一种新出现的病毒或已知老病毒的新变异体。因此,我们有理由相信,中药防治禽流感大有可为。

但是,对于中药抗禽流感病毒的防治作用,即使兼具超医学思维的西医专家,也不敢相信。比如说钟南山,他是一位国内外都有一定名气和声望的中国工程院院士。在他身上,九成九是西医专家,但对中医药并不持一概排斥的态度,相反地,总是想通过西医和现代科学方法来证实或证伪中药的抗病毒功效。某种意义上,钟南山或有中西医结合的情结和倾向,但从他并不是将西药抗病毒与中药的清热解毒两种思维或诊疗方法结合使用这一点来看,其学术思想的归属上,应是处在超医学的范畴。不过,他本人并无这方面的意念,甚至可能持反对态度,亦未可知也。

总之,不管怎么说,钟南山是极少数做过中药抗病毒实验或试验研究的西医专家。

现在,就是这么一个学术思想不偏不倚的公正人士,也对中医这么快就找到预防 H7N9 禽流感之方,表示怀疑。

据凤凰网报道称,钟南山谈官方处方,认为其"预防药物找到得太快了"(2013 年 04 月 07 日 00:26,原文来源于《燕赵都市报》):

"对于江苏省卫生厅开出的这份喝板蓝根预防 H7N9 禽流感的处方,中国工程院院士钟南山 5 日接受记者采访时,直言'这么短的时间内就找到了预防药物,这也太快了。'钟南山说,自己已经做了一年的试验来确定板蓝根是否能够预防流感,目前的试验结果证实,板蓝根在预防 H1N1 流感和 H3N2 等普通流感方面,确实有一定作用,但能否抗 H7N9 病毒,目前还没有结果。他认为,上海市仅是分离、检测并证实 H7N9 病毒就用了二十多天的时间,最终才形成了检测方法,这是非常负责任的做法,而在短短几天时间内就研究出 H7N9 禽流感的预防药物,是很难实现的事情。"

(http://news.ifeng.com/mainland/special/h7n9/content-3/detail_2013_04/07/23914528_0.shtml)

除了钟南山院士的怀疑之外,媒体关于另一则消息的报道,就更加有趣了。

从 2013 年 4 月 6 日起,到次日晨,国内多家媒体都报道了军事医学科学院抗流感新药获准上市而成为 H7N9 禽流感之新治疗手段的报道(来源《解放军报》,作者:沈基飞、吴志军),其提要称:国家食品药品监督管理总局今天公布,抗流感新药帕拉米韦氯化钠注射液已获得加速审批通过。这种由军事医学科学院研发的新药的上市,将为 H7N9 禽流感患者提供新的治疗手段。报道说:

"据介绍,在国家有关部门和总后卫生部的统一部署下,经过 10 年攻关,军事医学科学院毒物药物研究所先后成功研发了磷酸奥司他韦胶囊、颗粒剂和帕拉米韦三水合物等一系列抗流感药物,获得了国家发明专利,形成了我国应对流感疫情的药物防控体系并建立了单一生产线,分别在 2005 年 H5N1 高致病性禽流感、2009 年甲型 H1N1 流感疫情防控中发挥了重要作用。"

该报道特别指出:"针对近期我国出现的人感染 H7N9 禽流感疫情,军事医学科学院流感药物研发团队对 H7N9 病毒基因组序列进行分析,认为 H7N9 病毒神经氨酸酶结构稳定,而帕拉米韦是一种新的强效神经氨酸酶抑制剂,对 H7N9 禽流感患者具有治疗作用。该药的批准上市,对于流感重症患者、无法接受吸入或口服药品治疗的患者、对奥司他韦产生耐药的患者提供了新的治疗选择。"

上述报道有趣之点两处:

第一,此药经过长达 10 年时间的攻关,才搞成目前这个样子,才获准投入生产;

第二,此药也与抗病毒中药一样,是被认为具有治疗作用,而并不是真的就能治疗。

那么,这两点究竟有什么意义呢?

我认为,其意义有二:一是佐证我前面的那个断言,即西医杀病毒药的研究、开发和生产,必然地落后于病毒本身的出现和变异;二是佐证了杀病毒中药估谱论治人流感、猪流感和禽流感并无不当。你军事科学院花费 10 年时间,做了那么多的实验,还申请并获得了发明专利,那样精确、那样严密,那样具有针对性和指向性,到头来,一旦出现全球首例人感染 H7N9 禽流感疫情,不也是只好估谱论治嘛!

既然如此,我超医学主张用抗病毒中药来防治人流感、猪流感、禽流感以及其他一切病毒性疾患,这是随时随地可以取用的,根本用不着 10 年攻关,也用不着批准文号,拿个方子到药店去抓药回来即可煎汤或打粉冲服,你西医和现代科学家们又有何理由来非议呢?

或问:超医学有何良策?

答曰:有的是"十面埋伏",早等着呢!

三、十面埋伏法和十面埋伏方

所谓"十面埋伏",就是多侧面预设各种可能性,从而多味药组方,对付任何已知和未知的流感病毒及其变异。

显然,十面埋伏不同于简单堆砌法,区别在于合理组方。

那么,十面埋伏法的用药组方思路是什么呢?

简单说,就是在目标不明的情况下,筛选无毒和毒性较小的抗病毒中药,按照医经(《神农本草经》和《黄帝内经》)的要求,君臣佐使妥为调配,从而组合出最佳的方药来。

第三篇 论黄洋药毒的可检性与可解性

一、黄洋中毒案简况

2013 年 4 月 1 日清晨,复旦大学医学院眼耳鼻喉科在读、并已参加了博士入学考试的硕士研究生黄洋同学起床后,打开寝室的饮水机,喝了一小杯水(亦有报道说只喝了一口——余注),觉得有点味怪,便将口中所含饮水迅速吐出,但是已有部分水吞咽下去了。

当时,毒物并没有立刻发挥作用。直到黄洋来到图书馆,最开始的呕吐方才出现。中午,黄洋独自步行前往距离学校仅一街之隔的中山医院就诊。当日,他被诊断为急性肠胃炎,医生为他开出了抗感染及解痉的处方。

黄洋的同校学弟莫慈(化名)在当天中午接到了黄的电话。"他说感觉不舒服,要打针,希望我过去看他。"莫慈回忆说。

大约下午两点,莫慈赶到点滴室。彼时,黄洋正在接受头孢滴注,手呈惨白色。在有暖气的注射室里,黄洋持续向莫慈抱怨身体很冷,因为体感难受,黄洋一度还像个负气的小孩子,对莫慈说,不想再打针了,要回学校。

迅速爬升的体温摧毁了黄洋坚持回校的念头。下午4点,黄洋的体温攀升至39.3度,坚持不愿打退烧针、吃退烧药的他终于松口,对医生表示愿意接受打退烧针。

对于突如其来的病痛,黄洋在当日就已对莫慈说,他怀疑清晨喝下的那杯怪味的水,可能就是突发急病的原因。莫慈说,在当日黄洋被诊断为急性肠胃炎时,医生即已由黄洋的主诉推测,寝室饮水机内的桶装水可能因置放日久,细菌滋生而引发食物中毒。

当日,N-二甲基亚硝胺远未进入任何人的视线。黄洋、莫慈和医生均推断,导致黄出现病症的原因是饮用水内可能滋生的细菌。在众多被考虑的细菌中,金黄色葡萄球菌在当时嫌疑较大。因为,这是一种常见的细菌,由其引发的感染会导致患者剧烈呕吐。

但看似对症下药的处方并没有缓解病情。黄洋的病历显示,在4月1日完成所有注射治疗后,症状未见好转。

第二天早晨,黄洋仍呕吐、发热,并感到腹部隐痛。当日,黄洋第一次接受肝功能和凝血功能检查。结果显示,这两大项内的数个重要指标均不在正常值内。黄洋开始接受保肝及输血治疗。

病情随后急剧恶化。

3日,黄洋的血小板开始减少,被送入住进了外科重症监护室;

7日,鼻孔出血;

8日,陷入昏迷。

在此期间,治疗团队不断尝试确定引发黄洋肝功能重度损伤的毒素来源,直至9日,黄洋的一位师兄收到来自陌生号码的短信,提请注意一种化学药物,经过院方及师生努力,最后发现引发黄洋中毒的是N-二甲基亚硝胺。

复旦大学新闻发言人方明曾对媒体说,学校和中山医院曾组织过多次全市专家会诊,试图寻找黄洋的病因,但一直未能完全确诊,最后想到提请警方介入调查。

2013年4月11日,在饮水机弯管的残余饮用水中,警方终于确认找到了少量N-二甲基亚硝胺,黄洋的室友进入警方排查视线。

2013年4月16日下午,复旦大学官方微博发布消息称,该校2010级硕士研究生黄洋,经抢救无效,于当天下午3点23分在上海中山医院去世。

以上资料,主要来源于新浪网所转中国青年网的综合报道。笔者在引用时,略微做了增删和整理。

二、黄洋所中药毒的可检性

笔者认为,黄洋之死,死于无知,包括对中医的无知、对中西医结合的无知,以及对于超医学的无知。

当然,由于超医学虽已诞生,但是既然本书到现在我写这篇补论的时候还没有出版,黄洋也就无从得知。从这个意义上讲,说黄洋"死于无知"是不公平的。

事实上,笔者也没有任何批评或责备黄洋同学本人的意思。前之所说,不过是为了提醒大家今后遇到这种情况,当于第一时间自查药毒,从而避免类似黄洋悲剧的重演。

从中医的角度说,喝了有问题的水之后,通过把脉,可以发现人的心肺脾肝肾等脏腑异常,从而判定出问题了。

比把脉更好的办法,是看舌验毒。人若喝了有毒之水,舌头颜色会发生变化,最可能是变青变紫发黑,提示肝脏受到损害。除此之外,舌体也可能会扭曲变形,或变大变小。

从中西医结合的角度说,可以中西两手并用:一方面用西医和现代科学方法化验查毒,一方面则采用上面所说的办法,两者互参。

从超医学的角度说,更是有一套自己的方法,主要是看舌面。这种方法,相对于中医、西医和中西医结合来说,具有无可比拟的简便性和优越性。

比如说,不用把脉,也不管舌头的颜色和形体是否异常,只看舌面就行,清楚、明白、简单,可在几秒钟内轻松搞定。

相对于西医和中西医结合,此法的最大好处是在完全不知道所中何毒的情况下,明确断定是否中毒。

大家知道,西医和现代科学的验毒方法,主要是使用化学溶液或试剂、试纸。这种方法的突出特点是:涉嫌毒源目标明确的,容易检测;涉嫌毒源目标不明,或无从怀疑的,则无从下手。此次黄洋4月1日中毒之后,据报道,"治疗团队不断尝试确定引发黄洋肝功能重度损伤的毒素来源,直至9日,黄洋的一位师兄收到来自陌生号码的短信,提请注意一种化学药物,经过院方及师生努力,最后发现引发黄洋中毒的是N-二甲基亚硝胺",就是一个典型的例证。

而此时,距离黄洋中毒已经过去了整整一个多星期!假如,——我说的是纯粹的假如,——假如患者本人或其最初所看门诊医生或其住院后的治疗团队任何一方能在第一时间使用前述中医、中西医结合和(或)超医学的验毒方法,特别是后者,何至于此啊?!

我所说的验毒方法是:

"无论中药、西药、中西医结合制剂或者食物,也无论给药、给食的途径和方式如何,凡用过3小时之后、3天之内舌面出现任何异常,包括(但不限于)一个或数个圆点、方洞、短线、十字线、一横两竖或三竖交叉如'卝'和'卌'状,色泽鲜红或暗红明显突出而有别于舌面其他部分的,除确信其系不良或不当行为引起者外,都可以断定为中毒所致。"(详见《超医学·绪论》之八:药毒检验法)

本来,在介绍超医学的简便药毒检验法时,为保险起见,我说的是:服用涉嫌有毒食物或药物的 3 小时之后、3 天之内,会观察到舌面的异常变化。然而实际上,我自己曾不止一次在服用了此类药物或食物一个半小时之后,就能看到中毒反应。而像复旦黄洋所中 N-二甲基亚硝胺这样的化学毒物,有可能半小时甚至 15 分钟不到即可看到中毒反应。若此,则黄洋本人即可在早饭前就去洗胃,或自服苏打水简单洗胃,或服中医解毒之药。

若此,黄洋同学绝不致死!

三、黄洋所中药毒的可解性

西医与中医的不同之处甚多,其中之一是:无论什么事情,必须搞个一清二楚,才能着手尝试解决。比如说怀疑某人为砒霜中毒,就去查验有没有砷化物:如果没有,再查别的,……直到找出毒源为止;如果有的话,就针对砷中毒来采取措施。

中医则不同。

中医虽然也讲辨证论治,甚至有时也辨症用方,但是,总体上说,只能大而概之地"热者,凉之;寒者,温之;虚者,补之;实者,泻之;逆者,调之;陷者,提之;郁者,解之;结者,化之……",特别是擅长于稀里糊涂地把将成未成之疾消弭于无形之中,谓之曰"治欲病"。

即以解毒为例来说,像黄洋所中之毒,西医查不出毒源是无从下手的,只能输液、输氧或采取上呼吸机等措施来加以抢救,而中医则完全可以在什么都不知道的情况下于第一时间只管用药,以解或有或无的莫名之毒。而由于所用之"药"皆为药食两用安全之物,所以,基本上可以闭着眼睛"盲目"用药。

中医常用解毒药有三：

1. 绿茶

绿茶为中国传统保健饮料，一般人只知其有提神、去腻、降脂、降压等保健作用，不知其消解药毒的功力了得。

2012 年 8 月 12 日夜 11 时到 13 日凌晨 1 时左右的两个小时里，我因"以身试药"，误服了现已记不清其具体配伍的一个方子，难受得在床上翻滚不止。

此时，家里没有解毒药甘草。绿豆是有的，但需要到厨房动火煎汤。而只有绿茶，最为方便。于是，我挣扎着起身冲了一杯浓浓的信阳毛尖，用量比平时多两倍还过。喝下去不久，开始起效了。不到半小时，风平浪静，竟然睡着了。谁说喝茶睡不着觉来着？古月言兑！

说明：之所以第二天没把这个方子的组方用药记录下来，是因为此前曾服过一次，并未出现毒副反应。这说明，其配伍组方本身没问题。而既然竟然出了问题，那就可能有两种情况：一是药店抓错了药，二是方中用以制约药毒的某味药抓的是假药。总之，这是一次典型的"无名毒"中毒案例，幸亏被绿茶及时消解了。

2. 绿豆

绿豆与绿茶的不同之处在于：不仅可解食物或药物之毒，而且还可以杀灭病毒。具体情况，大约是这样的：

第一，最初的清汤，可以去火；

第二，其后的汤液，可以解毒；

第三，最后煮得烂熟的残渣和汤水，可以杀病毒。

不过，事实上，并没有谁真去分得如此清楚。我本人呢，由于对上述分法始终抱着"人家姑妄言之，我且姑妄听之"的态度，所以，往往是不管三七二十一：一煎取汁，二煎取汁，三煎之后，连渣带汤混合一起，然后再分成为若干份分服，以期一举达到清热、解毒和杀病毒的三重目的。

3. 甘草

与绿豆和绿茶这些食品饮料不同,甘草是一味典型中药。《药性赋》说它"和诸药而解百毒",一点不假。

甘草解药毒的功效是肯定的,也因此之故,有时会有削弱药物疗效的副作用。此外,甘草如与甘遂、大戟、芫花或海藻配伍,会生反应之毒。

但是,所有这些,都不影响甘草作为解毒药于关键之时的救命之力。

讲到这里,我的意思已很明确:假如黄洋同学能在第一时间使用超医学的简易药毒检验法发现中毒,并立即喝下一两杯超浓绿茶,然后再煎煮甘草和绿豆,三者轮换,荡涤脏腑,断不至如此含恨而死。呜呼!

逝者已逝,生者戒之。切切!

第四篇　论疑似癌症的处置三原则

临床上,有时可能会遇到疑似癌症的病情,特别是患者及家属尚未从这方面想的情况。在此情况下,一个中医人,应当如何妥为处置呢?

这里,根据本人业余行医的实践,以及同道们谈论的情况,冒昧提出如下三点,以为参考:

第一,如果医家怀疑病人可能患有乳腺癌、宫颈癌、结肠癌或直肠癌等易治癌的话,就应明确要求其先到医院进行检查,以便确诊或排除此类癌变。不仅如此,医生还应明确表示:如果患者不答应立即到医院去进行检查,则拒绝接手为其治疗;而如果病人承诺尽快去医院检查的话,则可在辨证方中加入针对疑似癌种的专方专药,予以拦截。

第二,如果医家怀疑病人肝脏可能已经或正在发生癌变的话,应当不动声色地在辨证方中加入防治肝癌的有效方药(包括单味、药对、药组或成方），通过辨证论治与专方专药的合并使用，达到设伏拦截和消弭病患于未萌之目的。

第三，如果医生所怀疑的癌种介于易治癌与难治癌二者之间的话，则应一边为其开具设伏拦截药，一边不动声色地劝其于适当时抽空到医院去做个检查。但是，完全没必要将自己的怀疑和盘托出，以免打草惊蛇，徒增患者及其家属的心理负担。

附录（一）：

当代中医"沈韩学派"及其贡献

余元洲

一、引言

2011 年，一个偶然机会，笔者在网上"华夏中医论坛"的"中医初涉"栏目名下，读到了"沈绍功临证汇讲"部分文稿。后来，通过百度搜索及其他各种途径广泛收集，又陆续找到所缺漏的大部分内容，估计至少有 100 讲的原始记录稿，近百万字。

这些文稿，由于是原始记录，可能是由现场速记整理而成的，也可能是根据现场录音事后再做文字记录并经专人整理而成的，字、词、句、段的语义、语法、逻辑、思路以及标点符号等各方面，都存在一些明显的缺陷和不足，但是，初读之下，仍然使我感到震撼。

那样一个庞大的体系，那样全面、深入的探讨，那样精辟精湛的论述，那么多临床实际所需要的奇方妙药，……这是我自 1990 年开始自学中医以来二十多年时间里所从未遇到的。

于是，我打定主意，要用我的努力，对其重新加以整理、编撰、研究、阐释，将其蕴涵的价值发掘出来，奉献于国人和世人，为当代中国中医药学和世界医疗卫生事业的发展，为各国人民的健康、长寿，做出自己应有的贡献。

二、沈韩学派诞生的标志

前面所说的"沈绍功临证汇讲"（从现有的材料来看，计有 105

讲之多),有的是沈教授本人所讲,有的是其弟子所讲,其中又多为韩学杰博士代其主讲。

当然,韩学杰博士本人,现在也早已是专家教授了。

不仅如此,韩博士在自己所主讲的内容中,一方面继承了沈教授的学说,另一方面也多有自己的阐释和发挥。其与沈教授学问的关系,有如孟子与孔学的关系。

也因此之故,我将这百余讲讲稿所体现的思想,称为"沈韩学说",并将沈教授、韩博士这对师徒以及沈教授其他弟子和韩博士自己的弟子,统称为沈韩学派。这是第一个层次,属于狭义的概念,亦即"沈韩学派"的核心成员,基本队伍。

第二个层次,是当年听过沈韩讲座的学生。这些人都已回到各地,服务在各自的工作岗位上。这些人,在临床实践中,虽不一定都严格按照沈韩两位所讲的那样做,但可以肯定,他们都或多或少受其影响。并且,有的人,还可能会像沈韩那样,有所继承,有所创新。

第三个层次,是像笔者这样的人,或多或少受沈韩学说的影响,从而,至少部分地,成为其信徒。

上述三部分人,构成广义的沈韩学派。

沈韩学派的精神依托,是沈韩学说。沈韩学派诞生的标志,离不开沈韩学说的诞生。

当然,沈韩学说的渊源,是沈绍功教授祖传的家学。

沈韩学说的基本形成,是沈绍功教授所著的《中医方略论》(2004 年,由科学出版社出版发行),这一点是毫无疑义的。当然,这个时候,它还只是沈学,而不是沈韩学,虽然韩学杰博士对于该书的写作会有一定的贡献在里面。也就是说,沈韩学说,是以沈学为基础的。

但是,沈韩学说的真正诞生,应该是这 105 讲的讲稿流传到网上,被众多学者以及广大的中医爱好者所追捧,竞相收藏、竞相转载、竞相推介、竞相传阅,可以这么说,没有这 105 集讲稿,就没有沈韩学说今天这么大的影响,也就没有沈韩学派今天这样的阵容和盛况。

当然,世界上,也有些事情不容易说清楚。

比如,一个人,可以出版1本或10本书,可以发表10篇或100篇文章,可以提出一种理论学说并严格、周密地加以论证,可以有自己教过的"三千弟子"出来抬轿子,也可以有像方舟子那样的网络地盘(新雨丝)和百万信徒(微博粉丝),但是,在我看来,都不能够与沈韩学派及其学说相提并论。

究其原因,就在于各不相同的地位、贡献和影响力。

三、沈韩学说的内容及特点

如上所言,沈韩学派以沈氏祖传家学为渊源,以《中医方略论》中透露出来的内容为核心,通过沈韩105集讲稿而传播开来的中医、药学思想,我们称之为沈韩学说。其内容有五:

一是辨证论;

二是治法论;

三是方药论;

四是外感论;

五是杂病论,包括时病、疑难病等等在内。

为了就沈韩学说给出一个大致的定义,需要从其上述内容中找出它的总特点。这个总特点,经过笔者一年多的研究发现,可以用一个字来加以概括,那就是:巧。

这个"巧"字,大而言之,表现在3个方面,就是:巧于辨证,巧于方药,巧于治疗。——是为"三巧主义"。

具体来说,分为10点,就是:巧诊、巧辨,巧用、巧配、巧补、巧泻、巧扶、巧攻、巧调、巧治。——是为"十巧技术"。

请允余试析之:

第一,巧诊、巧辨。

沈韩善于巧诊、巧辨,要点有3:一是四诊之巧,在重舌脉,且舌重于脉(舌脉冲突时,舍脉从舌);二是舌诊之巧,在重舌苔(白黄定寒热,薄厚辨虚实);三是脉诊之巧,在于精简,注重 9 种主脉和 17 种兼脉,其余在所不问。

第二,巧用、巧配。

对于方药,沈韩首先是善于巧用成方,巧用现药。但当无成方和现药可用时,则善于巧配新方,巧配成药。目前国内一些地方和单位所使用的中成药,包括已取得国药准字而公开销售的,以及仅限于本医院或本诊所内部使用而尚未公开销售的,其中就有来源于沈韩的发明,特别是沈教授在祖传秘方基础上配制成功的专方专药。

第三,巧补、巧泻。

医界有言曰,"泻实容易补虚难"。其实,二者都不是那么容易,即以余本人十分有限的经验体会,可以说,泻实不易,补虚更难。泻实不易的原因在于,一可能泻不动;二可能泻过头;三可能泻错了;补虚更难的原因在于,一是虚不受补,二是湿不受补,三是补出火来,四是补出病来。而沈韩对于虚证之补和实证之泻,则都有一套比较有效的巧妙办法。

第四,巧扶、巧攻。

攻扶与补泻的关系,是部分重合(over-lapping),而不是完全重合。其原因在于,中医传统的汗、下、吐三法,并不能尽代表中医药之攻伐,除此之外,还有化法、解法和以毒攻毒法,等等。另一方面,扶正与补虚也不能等同,因为它包括纠偏在内。

更重要的是,沈韩学说关于攻、扶的理论和方法,其巧之处,在于何时攻、何时扶,也就是什么情况下宜攻、什么情况下宜扶,以及攻扶二者的巧妙结合,而不仅仅是怎样扶正、怎样攻邪。两相比较,后者或与补泻之巧有较多的重合,而前者则与补泻之巧没什么关系。

第五,巧调、巧治。

调与治,这二者之间,也是部分重合关系。某种意义上,或者对于某些种疾病来说,调理本身就是治疗;但是对于其他的疾病来说，或者如从另外的角度看，治疗可能不需要调理，或曰调理不等于治疗。

一般来说，"先治疗，后调理"是一个通则，或通用程序。但是，有时，"先调理，后治疗"（单纯调理不解决问题时，再加大力度，加以治疗）也是可以的。不过，治疗的过程中，辅之以调理，或许是医家更常用的办法。

沈韩学说以"巧治"为特点，此点几乎用不着论述。而对于其"巧调"，可能人们并不知晓。实际上，沈韩医术的突出特点，就是善于调理脾胃和调肾阴阳，特别是善于处理这两种调理的相互关系，以及其与疾病治疗之间的关系。就后一种关系而言，一般情况下，沈韩首重调理脾胃，此点成为韩学杰提出的"处方五原则"之第二条；而就前一种关系而言，即当需要处理调补脾胃与调肾阴阳此二者的关系时，沈韩均认为"调肾阴阳"重于"调补脾胃"。

根据以上粗略分析，笔者认为，对于"沈韩学说"，或可这样来加以定义，即：

所谓"沈韩学说"，就是中医药学关于如何在确保安全的前提下巧治取效的理论与方法。简言之，沈韩学说是"巧治取效"的学问。

除了突出"巧"字这一总特点之外，沈韩学说还具有以下五个特点：

第一，实践性。沈韩学说来源于临床，应用于临床，不同于任何空对空的说教。

第二，验效性。这是直接从其上一个特点派生出来的。也就是说，由于沈韩学说来自于临床实践，又应用于临床实践，因而其诊法和治法，就非常有效。这就与古今医家依靠逻辑推理提出而尚待验证的理论模型，大为不同。

第三，简便性。沈韩学说，无论是其诊断、辨证、巧治、巧配各种方法，都不崇尚繁琐哲学，而是力求简便。简，是简单；便，是方便。总之，具有易学、易用的特点。这一点，我本人有深切的体会。由于沈韩讲稿有近百万字,我在阅读和整理过程中,常常感到非常劳累。也就是说,某种意义上,可以认为它太深、太细、太专、太全。总而言之,是太多了。但是,每当忙过一段时间,夜深人静,大脑稍稍清闲之时,回想沈韩讲稿的内容,又觉得其思路非常清晰,可执简驭繁,抓住要领。总之,可以轻而易举地"于百万字中取上医要领"。这就绝非其他医家之理论所能比拟的。

第四,全面性。沈韩学说,几乎涵盖了中医、药学的各个领域。当今医家,无一可比。

第五,开放性。沈韩学说的开放性,包括对内和对外两个方面:

对内开放,就是不保守。也就是说,能传授的知识,沈韩二人都尽其所能,传授给学生了。我这样说,并不意味着,沈韩没有任何秘招留在手中。这点不大可能。我讲此话的意思是说,相对而言,沈教授和韩博士是倾其所有,尽授予人了。总之,沈韩授徒,并不保守。

对外开放,就是对于西医、西药,对古人及其理论学说,对他人及其学说,对他人及其弟子,都具有开放性、兼容性,以及海纳百川的胸襟和气度。沈韩学说的此种特性,可以用4个字来加以表述,就是"批而不拒"。

对于西医、西药,沈韩都是持批评态度的,但是同时,并不拒斥。

对待古人及其理论,沈韩学派是既继承又创新。创新过程中,就有一定的批判态度;继承本身,说明其并没有丢弃中医药学的传统理论。

对待他人及其学说,对待他人及其弟子,沈韩学派及其学说,都始终保持着自己的独立性,不人云亦云,不放弃本位,但是同时,又能对他人、他说有足够的尊重,而不是一味地加以贬低,或者排斥。

除此之外，沈韩学说的开放性，还表现在沈韩所不认识的人、所不知道的理论和方法等，也能与沈韩学说对接起来。

这方面，最典型的就是绿衣（亦即汪庆安）先生的用药经验。

我本人不认识绿衣先生，估计沈韩也不认识此人。但当我将绿衣先生的用药经验与沈韩学说结合运用时，发现二者"和而不同，不同而和"，能够很好地共处在一起。

顺便指出，沈韩学说的开放性，逻辑上，也还包含着对于自身弱点、缺点或不足的可修正和可弥补性，或者说，对于他人批评的可接受性。

这一点，甚至不依沈韩二人的主观态度为转移。

什么意思？我的意思是说，极而言之，即使沈韩二人对于他人的批评拒不接受，沈韩学说也绝不会因为他人的批评能够成立而自我崩溃。

这话听起来，似乎有点玄。其实不然。

比如说，别人，包括笔者，可以有理有据地提出对于沈韩学说的批评意见，指出其所存在的缺陷。而沈韩本人呢，完全有可能对此批评加以回绝，拒不承认这些批评的正确性和合理性。但是，同时，却并不因此而丝毫改变沈韩学说本身的科学性、合理性和正确性。

上面所说的最后一点，是沈韩学说的最高境界。我本人，对此就是一个佐证。

因为第一，我不是沈韩的学生，我有自己的师父；

第二，我对沈韩学说，自始至终，都是持有批评态度的，也就是说，我的态度是实事求是和"一分为二"的：一码归一码，批评不会影响崇拜，崇拜也不影响批评。

第三，我到目前，也就是写这篇文章的时候，还没有与沈韩取得联系。也就是说，我与他们，完全是陌生人。

由我这样一个陌生人来写《当代中医"沈韩学派"及其贡献》一文，沈韩学说的开放性，可想而知吧？

四、沈韩学派的定位和地位

沈韩学说,是当代中医综合创新的最高成就。相应地,沈韩学派,也就是当代中医人综合创新能力和水平最高的代表。

上述评价,基于这样一种事实:

自清末民初以来,中医受到西医的冲击,步步后退,地盘不断压缩,地位不断降低,几至于被中华民国南京政府试图加以取消的境地和边缘。后经中医人拼死反抗和不懈努力,保住了合法地位,但却不得不忍气吞声地屈居于被统治、被支配、受压制、受歧视的地位。

在这种情况下,中医人不甘落后,奋发努力,并自 20 世纪 30 年代起,通过继承、创新,逐步赢得国人和世人的认可。

但是,几乎所有的创新成果,基本上都局限于某一个或几个方面,鲜有在理、法、方、药、病 5 个方面改写和刷新中医学的学派出现。

即以最近 50 年的情况而论,除偏执于附桂的火神派外,能够称得上潜在学派的,或有以下几家:

一是毒攻派,以孙秉严、刘惠民、焦树德、朱良春、史兰陵、孙步云、赵炳南、柯与参等为代表。

二是反药派,学术型研究者,以高晓山先生为代表;民间中医,以人称"活神仙"的启明先生为代表。

三是易演派,以"中医武将"(网名)刘东军的《易演伤寒论》为代表。

上述 3 个中医学派,以"毒攻派"的影响为最大。他们人多势众,有名有姓的不下百人,以擅长使用砒石、轻粉、斑蝥、马钱子和巴豆等剧毒中药用治癌症、白血病及其他多种疑难杂症为特色。因此,这一学派,余以为,或可称作"五毒俱全派"。

第二个学派中,高晓山先生属于学术型的医学研究家,长期致力于收集整理自 20 世纪 30 年代以来我国中医人打破传统中药学关于"十八反"、"十九畏"配伍禁忌的资料。其所得出结论认为,此种中药配伍禁忌，一方面是成立的，但是同时，另一方面，此种禁忌不是绝对的，而是相对的，因而在必要和可能时，在掌握其具体用药规律的情况下，可以用之于临床治病。与高晓山先生不同，启明先生则是尝试使用"反药"治病的民间中医人之代表。

第三个学派，也是民间中医。此人已在其家乡（山东聊城）连续举办了多期培训班，其势力和影响正与日俱增，不可小视之。

但是，以上所有这3个学派，与沈韩学派相比，都是属于偏科性质的。而沈韩学说，则是综合性的，因为，如前所说，其内容涉及到辨证论、治法论、方药论、外感论和杂病论等方方面面，具有全面性。

因此之故，我们说，沈韩学派及其学说，是当代中医和中医人之综合创新最高水平的代表。

五、沈韩学说在当代中国和世界的意义

沈韩学派及其学说，在当代中国和世界的意义，有以下几点：

第一，沈韩学派的地位一旦确立，亦即得到国内外的承认，则中国传统中医药学的教科书就需要从头改写，至少包括3个方面，即：体系要调整，方法要更新，方剂要补充。

第二，沈韩学说一旦在境内外推广、普及，将极大地提高中医临床的诊疗效率和效果。所谓"效率"，就是"快"，即诊断、辨证和开方的速度提高；所谓"效果"，就是"疗效"，也就是说，沈韩学说可使中医人的诊疗水平提升，从而使其疗效提高。

第三，沈韩学说的广泛应用，必将有利于中医阵地的巩固，并在巩固的基础上得以扩展，从而给方舟子等人所提出的"废医验药论"以致命打击，为中医药在全国和全世界重新赢得人们的尊重，并最终确立其相对于西医药的优势地位。

第四，沈韩学说注重辨证论治，同时也继承和创造了一些专方。这为中成药的研制和开发，提供了一个新的机遇，并为中成药将来逐步占领欧、美、日医药市场奠定了一个更为坚实的基础。

第五，由于辨证论治是中医的特色，由于沈韩学说简化了诊断和辨证的方法，使其具有更大的规范性和可操作性，这就为越来越多中医人本身走出国门，为亚、非、拉、欧、美、日和大洋洲人民提供中医诊疗服务创造了更大的现实可能性。

六、学习和掌握沈韩学说的方法

学习和掌握沈韩学说，可以运用以下方法：

第一，密切联系临床实际，在实践中学习并加以应用。这样学，既有利于掌握要点，又有利于验证和修正。这是最重要、最根本、也最为有效的一种学习方法。

第二，根据中医"急者治标，缓则治本"的施治方法，中医人在学习沈韩学说时，可以"急者学其标，缓则学其本"。就"学标"而言，可"临时抱佛脚，带着问题学"，"急用先学，学了就用"；就"学本"而言，可先从整体学，居高临下学；全面学，学全面；系统学，学系统，进而达到完全掌握之目的。

第三，要批判性地学，创造性地学，开放性地学。在此过程中，弥补沈韩学说的四大缺陷：一不擅长男科（相对于女科而言）；二不擅长治流感（不知中药抗病毒远胜于西药）；三不敢用毒药（"处方五原则"，此为第一条）；四不敢用反药（偶尔用之可，但却不擅长）。这样学习的结果，就可以为沈韩学说未来进一步的发展和完善，做出自己应有的贡献，从而对得起沈韩学派。

（2012 年 5 月 19 日于江大园）

附录(二)：

中医商业革命：一个传统产业
的觉醒时刻

[2012－06－14　09：08：40　来源：数字商业时代(北京)；作者：刘扬　杨柳　张珂

http://money.163.com/12/0614/09/83USUC3U00253G87_all.html
#p1]

余按：先说明一下，这个按语的内容，是直接从下面所附刘扬、杨柳和张珂三位作者的原文中复制粘贴过来的。只不过为了与我所说的超医学沾边，作了一些手脚而已。

众所周知，西医体检本来是国家机关和各大企事业单位作为福利提供给员工的好事，但在实践中却往往造成了大多数职员的"恐检症"：每当体检完，各项不正常指标会让单位士气大减。许多单位甚至在体检报告发放后一两周之内，再也没有职员加班。

在病症显现之前，用一张写满各种不正常数据的体检结果，宣告身体的亚健康状态，西医的作用仅止于此。如何使不正常指标恢复正常，这正是治未病的中医所擅长的。

比如，根据……职员(员工)的年龄段、性别、工作强度，做出了年度体检项目建议。而员工一旦生病，健康师会先进行病情判断，常见病症则告知简单的治疗方法，或者告知选择适合治疗的医院及科别……这就有点超医学的意味了。

静谧的北大红楼对面,树荫下的正安堂有古朴的风格,却充盈着现代设计的质感。梁冬,这位曾经的凤凰卫视主持人、百度前高管,带着来自奔驰和上市公司的高级管理人才创立了这家中医堂。

这里的工作人员都穿着极富质感的长衫,厅堂有个玻璃窗顶,来这里看医生的人们,宁愿自带水杯,在这里多坐一会儿聊聊天,体味慢下来的感觉。

在国家图书馆对面的京朋会里,小桥流水,古诗画韵,创办者邱琳出身投资银行,如今却成为中医大师的入室弟子。

当下的时代,中医正在也势必经历一场变革。一群有识之士正在从各行各业投身中医。他们认为,"中医不只是医,而是认识世界、认识生命、认识规律的理论体系,而且特别美"。

"现在,不缺有人把钱砸到中医身上,也不缺媒体的宣传,还差什么?差的是人。"出身中医世家的御源堂负责人徐文波,如此评价目前民营中医行业的发展态势。这位日本岩手医科大学访问研究员、科班出身的中医人才,对目前中医行业发展的顽疾深有感触。

中医行业多年来在这种怪圈中循环:年轻中医道行不够赚不到钱,越来越少有人愿意进入这个行业,中医诊所收益不好,没钱雇优秀的管理人才,没有好的管理人才,中医诊所更难良好运营。

梁冬、邱琳、李永明、涂志亮,这些中医外行人正在用跨界的思路,把中医和会所、养生机构建立链接;孔令谦以及徐文兵、徐文波兄妹正在以中医世家的扎实底蕴,传播和拓展中医所有可能的商业模式。

无论来自何种背景,至少他们的共识是,中医必须找到更多更有效的商业模式才能够将中医本身的智慧和能量发挥出来,也才能成就他们自己。

中医不革新不成活

姚遥恐怕是中医行业的第一个六西格玛黑带,这位曾经在惠普工作了十余年的 IT 精英,从未想过自己有一天会从事中医行业的工作。

在当归中医学堂上过几节中医育儿课程后，姚遥开始对多年的工作产生了动摇，在忍痛告别多年一同奋战的同事们、花了数月说服自己的家人后，她开始了和当归学堂的发起人李永明一同艰苦创业的日子。后者同样是从 IT 行业转行的。

像姚遥、李永明这样的"跨界"人才，在几年间的中医行业已经屡见不鲜。影响最为广泛的是前凤凰卫视主持人、百度高管梁冬，他不仅自己投身中医，组建的创业团队也极尽"混搭"之能事：有在奔驰中国做了九年客户体验及经销商培训的经理、在西医院从业超过十年的公司骨干，更有精通药材的中药饮片行业某知名公司的高管。而从事投资银行多年的京朋汇（原三艾堂）创始人邱琳，则因中医给了她第二个儿子，也开始不遗余力地发展中医事业。

同样出身中医世家的孔令谦，年轻时就是因为"坐不住"，赚不到钱，而选择弃医从商的。近几年，因为"只有从医才能看到爸爸的笑脸"，才再度投身中医行业。

这个时代，中医势必需要经历一场改革。多年来，我们用西医的体制发展医学，而中医这一传统的智慧却在这种体制下日渐式微。中医需要在职业属性、商业模式、传播模式，甚至技术上，进行一次全面的革新，才能符合这个时代对于中医这一古老智慧的要求。只有解决了中医的商业化问题，才有可能真正推动中医的发展。

"周杰伦唱一首歌，让许多人都知道了《本草纲目》和几味药材，靠传统思路已经不能推动中医的发展了。"徐文波说。她的哥哥、著名医师徐文兵，也在寻求多方面的探索，这是值得期待的。毕竟，他在企业和娱乐名人中有着很高的声誉，报名参加他课程的人，已经排到了明年。

被中医救过"命"的
来救中医的命

近年兴起的民营中医堂的创始人，除了中医世家出身外，多半是被中医救过"命"的外行人。

2009 年，李永明感觉容易疲惫，晚上盗汗并且偶有胸闷的感觉，但他当时去医院检查时，无论挂什么科，都被告知身体没问题，被称为亚健康。于是，他通过朋友找到中医名家徐文兵。徐说李永明是病的不算轻了，满肚子都是结。经过徐文兵和罗大伦两位医师的调整，李永明不光肚子里的结没有了，连腰围也小了两寸，但是体重却没有明显变化。

兆麟堂的韩洁也是在高烧不退的情况下，被老中医鲁兆麟的几味药下去，挽救了生命。从此，她当起了鲁老的跟班，并"弃商从医"开办了诊所。梁冬是体味到中医的博大精深后，解决了自己的痛风问题。姚遥则是通过中医"拯救"了自己双胞胎儿子的健康。

"为什么一个说我没问题，一个说我病得很严重？"李永明被西医和中医两种截然不同的判断困惑了。于是，他看《黄帝内经》，看徐文兵等专家的各种书籍。看了很多中医的书之后，李永明突然意识到：中医不只是医，而是认识世界、认识生命、认识规律的理论体系，而且特别美。李永明对中医的痴迷，一如他说这句话时脸上的陶醉。他当时想做与中医相关的事，可是不知道该怎么做。

这股中医热潮，在梁冬看来非常符合常理。"在中国古代，是个知识分子都学医，苏东坡、欧阳修、张之洞、李鸿章都是懂医的。"他告诉我们，来正安上课的学生中，一半都是传媒工作者。

"现在最悲哀的是，传统中医是什么样，大家都不清楚"。徐文波觉得，现在把传统中医弄明白八九分的人都不多，更别谈传承了。她认为这是现代人的悲哀，而不是古人的悲哀，在这种形势下没有一个大师，不可能像过去那样的人，哪门都很精，上知天文、下知地理，甚至在"望闻问切"上我们的感觉都在退化。

中医需要各路人士用智慧解决发展的问题。

到企业去

"治未病"更符合中医逻辑

孔令谦的故事，特别能够反映中医职业兴衰的变迁。他是四大名医孔伯华嫡孙，是孔伯华中医世家非物质文化遗产代表性传承人。

但孔令谦从小对中医的兴趣完全在于虚荣：几个七八岁的孩子在一起玩，别的孩子会说"你爷爷见过毛主席"、"你爷爷跟主席合影了"。但是父亲让孔令谦读医书，他却是百般推辞。因为天生坐不住的性格，父亲花了"九牛二虎之力"，让孔令谦到宣武中医院跟着四伯父学习。但是实在是太清贫了，因为"文革"耽误了学习，孔令谦比一般的同学都要大，成家也早，总要跟家里要生活费，完全不符合他的性格。当有一个去那时的王牌 IT 公司上班的机会时，孔令谦义无反顾地选择了离开中医。

如果不能解决中医人才的吃饭和发展问题，中医的人才和发展就会面临越来越大的问题。李永明觉得，现在一部分人自觉自愿地来做一些事情，但是一定要用商业的手段，否则就无法维持下去。"不管难不难，我就先踏出一只脚来做。"李说。

中医要想在商业上获得成功，必须走出象牙塔，中医不止能解决疑难杂症，更是治"未病"，解决亚健康的法宝。而这正是中医最擅长的领域，也是"二两拨千金"解决中医商业化的问题。

事实上，已经有更多的受众愈发体味到中医的妙处。民间中医太极正骨陈启锋的工作室常有很多企业家来拜访。他们对陈说："像我们这样的互联网公司，没有什么固定资产，最大的资产就是员工。我一个月给他们薪水少的开一两万、多的开四五万，如果他病倒了，我损失太大了。"陈启锋被各路企业家们请到公司讲课、教授正骨操，最远的地方到过新疆。这使得陈启锋这样的民间中医也能够找到商业模式。

受到陈启锋影响的还有《给你一个亿》主持人樊登，看到家人因中医调养好身体后，他开始大力推广陈启锋的正骨操。身为博士的樊登，还是 IBM 领导力讲师，也是多所大学的老师，在企业讲课结束后，都会教学生们练习这套操。

京朋汇（原三艾堂）创始人邱琳，给我们讲了另外一个故事。

联想在印度的总裁,在京朋汇接受按摩师的治疗后,在联想印度3000人的大会上,花 20 分钟讲述了这种"神奇"的中医疗法。他告诉联想员工们,谁干出了成绩,他就带谁"去中国体验"。

事实上,在国外,中医的市场价值早已高过西医了。御源堂负责人徐文波告诉我们,在美国、日本,很多人的病西医的方法治不了,看中医的话都要自费,但是大家为什么还是愿意看中医? 因为能够解决实际问题。

在国外,一个针灸师施针,一次约为 200 美元,而在中国,扎一次 4 块钱,对于医生来说感觉完全不一样。很多中国医生在国外没办法做西医,只能想尽办法用中医提高疗效,会看很多书,学很多东西,加之商业利益的刺激,他们的水平往往会比国内的中医高。

如今这些民营的中医机构,因为圈子小,都互相认识,也是很好的关系。他们认为应该重新站出来、联合起来,真正按中医学科的特性去探索一个适合学科发展的管理模式和形式。

虽然在各个中医馆跳槽的情况时有出现,但大家的关系并没有因此变得紧张。

徐文波认为进入中医行业的人能够发挥各自特长,大家应该联手起来为中医行业做一些事情。就如同她与哥哥徐文兵在同一屋檐下,一个管理着御源堂,治疗病人、研究中医专业,一个开办厚朴中医学堂,将更多精力倾注在中医文化的传授和传播上。两人各自为政,也不时互相交流、互相扶持一把,所做的都是为中医发展添砖加瓦的事情。

对于中医商业模式的发展,徐文波有一套自己的总结:用职业培训传承中医、用现代科技带动中医、用连锁管理发展中医、用国际推广弘扬中医。她认为,中医最符合现在的"5P 医学模式"。"5P"即预防性(Preventive)、预测性(Predictive)、个体化(Personalized)、参与性(Participatory)和健康促进(Promotion)。

现在,京朋汇有 11 项专利技术,都是在治疗方法上面,所以他们现在属于高科技企业。邱琳认为，作为一个医疗机构，他们就是凭中医里面一个一个的方法和成果在运营。"如果没有一点自己的东西，不可能走得长、走得久。"

新中医

不改革就不能振兴

"我希望投入中医事业的年轻人都是很时尚的，他们出身中医科班、热爱中国传统文化、写写小楷、喝喝茶、精通外语、父母健在、劫富济贫、收入可观。"徐文波好像是在按照她的模子来制定"新中医"的要求，但她说她还远未达到，比如说写小楷、天文、地理。

当我们问她，为什么一定要求父母健在时，徐文波说，如果自己没有学透的话，父母身体能好吗？我们觉得这样的人一定难找，但她认为，一定会越来越多的。

其实，说得一口流利的外语、写得一手漂亮的小楷，真的没有绝对的必要，这些都过于理想化，徐文波觉得中医大夫最主要的是会看病，而且要乐于普及中医，还要会看化验单。

在日本工作多年的徐文波在思想上走在时代前沿，她觉得中医作为一种职业必须要重新定义。对于大部分的年轻人来说，他们都希望能有一份体面的工作，同时满足自己对物质的追求。中医职业必须满足他们的需要，才能在人才输入上有更多的保障，而不是像现在这样，要么是"没出路"人的选择，要么是"贵族"的选择。

而对于如何达到这一目的。御源堂负责人徐文波和李永明的思路多少有点异曲同工，他们都想培养妈妈们对中医的了解和热情。"只有妈妈看到中医大夫很牛、挺滋润的、茶也懂、车也有、老去国外旅游、病也看得好，才会培养孩子当中医全科医生。如果像现在这样很多中医诊所都哆哆嗦嗦的、诊所又小又脏、药房也那么破、指甲也不剪，你愿意让他当吗？"徐文波找到了问题的关键。

兆麟堂的韩洁希望能够尽快找到经营人才，这样她就可以有时间帮鲁兆麟老师抄抄方子，在协助鲁老师工作的同时，学习一些知识,当好跟班。她觉得真正的师传,就是鞍前马后地伺候着,从老师的一言一行中体会全然的精髓。现在,她的儿子在中医大学读大二,将来有望传承中医衣钵。

徐文波觉得,自己从来没有想着弘扬中医。她认为,中医是一种能量,生生灭灭,却不会完全消亡。徐文波的哥哥徐文兵告诉她,人有愿望、有能力,就多做一点,没有能力就少做一点。徐文波自己的理想,是做御源堂的学术交流会,她希望大家联手起来,发挥各自的特长,借助科技的力量,包括网络教学等等。

什么样的东西能获得追捧?就是要把传统中医用大家理解的语言阐述出来。徐文波很推崇歌手周杰伦宣传传统文化的方式,一首《本草纲目》让多少年轻人记住了那么多专业的药名?她觉得这就是符合时代需要的中医传播方式,这样的传播者越多越好。梁冬做的也是同样的事。他曾说,他不会当大夫,但是会更多地推广中医。

要懂得最民族的东西,同时要具备与世界交流的能力,这就是对国学、中医顶尖人才的评判标准。或许只有这样的人,才能真正地去传承,并懂得如何在这个世界上去发扬这些东西。这些也是时代的要求。

"看我抓一把中药服下一帖骄傲……这些老祖宗的辛苦我们一定不能输。"周杰伦在《本草纲目》中这样唱到。

谁来为中医埋单?

中医要想发展好,核心在于要首先解决"谁来埋单"的问题。

中医要能挣钱,会养家糊口再说别的。如果中医不能获得有尊严的生活,这个行业注定是要萎缩的。"诚如御源堂负责人、知名中医医师徐文波女士所说,传统中医诊所的发展,已经到了不改革不能活的阶段。

孔医堂创始人孔令谦存在同样的困惑。孔医堂位于望京的中医诊所,有3200平方米,即便加上夜诊,每天能够接待的患者也不过300人左右。孔令谦说,这家诊所按照最大负荷运转,每年也不过 4000 万元左右的营收。即便不说利润微薄，规模上充其量也只能算个中小企业。

一家从事中医行业的民营企业，只能创造这么大的能量吗？这并不是孔医堂一家民营中医诊所面临的尴尬。

"适合中医学科的模式还没有找到，现在中医的发展状况已经证明：这个学科不适合医院模式，同仁堂的药店模式也过时了，适合不适合医馆模式呢？还不确定。"徐文波的思考很具代表性。在固生堂的涂志亮看来，中医要想发展好，核心在于要首先解决"谁来埋单"的问题。

京朋汇董事长邱琳在投资界盛会——"里昂全球资本论坛"上，听到的全球性医疗企业和睦家的报告中，出现频率最高的词汇，居然是政府补贴和商业保险补助。若没有数年后拿到政府补贴，并与商业保险绑定，和睦家即使进入中国后，各项收费标准一直超出医保范围 100 倍，也根本难以盈利。

"在这种情况下，医疗机构的生存只能靠什么？我觉得是需要靠技术，以及自己找准市场定位。对我们来讲，能够活下去并且走出来都不容易。"京朋汇董事长邱琳坦言。

这一次英雄所见略同，不管是 IT 出身的孔令谦、投资金融行业出身的邱琳、西医健康管理出身的涂志亮，还是媒体出身的梁冬，中医诊所都采用了相同的模式：诊所作为根基和平台，在诊所之外，由企业来为大多数亚健康人群的健康埋单。他们试图利用中医擅长"治未病"的优势，用健康管理的思路来探寻让中医能够健康成长的新商业模式。

医疗是根基　养生为盈利

几家新生诊所，不约而同选择同样的发展模式，必然有其不得不如此的理由。

传统民营中医诊所一直势弱，固然是起因于一些历史、文化的复杂纠葛。但眼下最直接的原因在于，传统诊所的模式已经无法解决"谁来埋单"这一根本性的生存问题。

　　大多数人的医疗消费预期，都寄托于医保和社保，而中国医保资金使用的现状是：在中西医的配比上，中医得到的医保分配资金，只占到百分之零点几，少到可以忽略不计。

　　这意味着，传统中医诊所甚至国立的中医医院，都是在和社保和医保分配比高的西医医院"抢病人"。且不说正处于病痛中的病患，有多少人信任中医疗法，只在社保医保埋单，还是个人掏腰包这一件事上，中医就大大落了下风。

　　公开数据表明：70％的医保资金是给了 50 岁以上的人，其中又有 50％是给 50 岁以上的人做手术。中国人 80％的健康投资，用于临终前的一场大病。但早在两年前的调查数据就显示：中国有 97％的人，愿意把健康投资用于对疾病的预防，而不是临终前的一场大病。

　　像邱琳这样从投资金融行业进入中医的"外行人士"，得益于他们曾经不同的背景，开始把目光瞄准了另一群人——在中国的比例已高达 70％的亚健康人群。

　　邱琳敏锐地观察到，国家在医保资金使用效率上的改变、中医医疗机构得到扶持的态势逐渐显露、商业医疗保险开始接纳养生和理疗项目成为保险范围。

　　这是一个进入中医行业的好时机。

　　因此，投入中医行业时，邱琳的京朋汇和固生堂、御源堂、孔医堂等，虽然都以中医医馆起家，但一开始就有不一样的思路。从邱琳的京朋汇医馆，布局的设计就可见一斑：医馆入门左侧是诊疗区，右侧是会员养生区，两个区域各行其是，在后堂又浑然一体。这与固生堂将诊所分为门诊区和 VIP 区的格局大同小异。

　　虽然是外行人，邱琳却因为自小热爱中医而对此有深刻研究。甚至已经拜师在国医大师李济仁长子张其成的门下，成为其入室弟子。所以，邱琳的医疗加养生两只手的思路，背后有她个人对中医的深刻理解和认识。

　　在她看来，中医不仅治病，更能鼓励人的身心调养，讲究人与自然的和谐关系。"健康是每个人先天的资源，如同每人的财产，跟我们的车一样，需要后期去妥善维护和管理。而中医颐养天年的一些办法和理念，是管理自己健康资源的重要手段。"因此，在京朋汇成立之初，邱琳的理念就是用中医的自然疗法和颐养天年的理念，去管理现代人的健康。

"健康管理"在西方提出来不过20年，这个命题至今未得到妥善解答。

曾在爱康国宾从事多年西医健康管理工作的固生堂董事长涂志亮，对此深有体会。本来，西医体检被各大企事业单位作为福利，提供给员工是件好事，但却造成了大多数职员的"恐检症"：每当体检完，各项不正常指标会让企业士气大减。许多企业甚至在体检报告发放后一两周之内，再也没有员工加班。

在病症显现之前，用一张写满各种不正常数据的体检结果，宣告身体的亚健康状态，西医的作用仅止于此。如何使不正常指标恢复正常，这正是治未病的中医所擅长的。

因此，不只是京朋汇、固生堂和孔医堂，在以医疗为根本、健康管理为创新模式的理念上，不谋而合。

他们首先集结了一批优秀的中医医生，坐镇医馆，提供日常的问诊看病业务。然后，通过派驻医生的形式，把诊所开到了企业的办公现场。

中医体检　企业埋单

其实，把医馆开到企业办公现场，深入企业做员工的健康管理，并非邱琳他们的首创。早在四年前，正安中医馆创始人之一的陈晓（微博）岚，当时所服务的英智健康管理中心就为普华永道北京公司提供员工健康咨询服务。

四年前，在普华永道北京公司所在的财富中心写字楼内，英智健康管理中心使用了四十多平方米的场地提供健康咨询服务。他们根据普华永道北京公司三千多员工的年龄段、性别、工作强度，做出了年度体检项目建议，并帮助其员工组织、预约每年的疫苗接种。而员工一旦生病，英智的健康咨询医师会先进行病情判断，常见病症则告知简单的治疗方法，或者告知选择适合治疗的医院及科别，并帮助预约。除此之外，每个月还开设一期针对性的健康讲座，为员工做健康答疑。

孔医堂，如今的企业员工健康顾问的思路，与当时英智健康管理中心的健康咨询服务的思路异曲同工。唯一不同的是，孔令谦曾经的IT背景，让他在这件事上的思维更系统和IT化：孔医堂已经进驻数家大型央企，根据企业人员的年龄结构、工作环境、工作性质、工作流程，来分辨未来哪几大类疾病高发。然后，根据现有几类的预防措施，给企业提供一些流程干预的建议。而企业，只需要为此给每个员工付出几十元钱。

"我等于给企业做ERP，做一个流程再造，我们做的是企业员工健康规划，最多为员工做一做中医体质辨析，不看病。"孔令谦说，"因为中医有一个信条，叫医不自荐。"

孔令谦甚至请来用友软件副总裁高作义，希望能将孔医堂以现代科技手段去做放大，基于中医诊所平台来做增值业务，比如健康咨询、客户端等盈利性服务。不仅如此，孔医堂还计划搭建一个电子商务网站。因为孔令谦的IT行业背景，孔医堂在公司最初的骨架设计上，已经显现出IT企业的模样。

也正因为创始人背景的不同，京朋汇和固生堂则希望能深入企业的不只是健康咨询，而是更像一个小型的社区医院，会从诊所派驻医生，在办公现场为有需要的员工提供治疗、理疗等服务。京朋汇已经开始在联想集团内部实现这个想法。

固生堂则在企业员工的健康管理上，往前多走了一步。除了在一些国企内部派驻医疗团队成立企业保健室，还会把诊所里的名中医，以出诊的方式去企业内随诊，给员工看病、配药、煎药。煎好的药放在保健室冰箱内，员工按需按时服用。而且，员工还可以在工作间歇，花15—20分钟时间，在保健室做理疗。

此举在企业内大受欢迎。不只员工获取了应有的健康管理福利,企业也间接收益,用三五百元就赢得了人心和士气。而对固生堂这样的医馆来说,进驻企业也是一笔划算的生意:"对我来讲没成本,场地是企业的,人力成本企业埋单了。比我自己开店简单,我自己开店还有房租。"

涂志亮一语道破天机。企业员工的健康管理市场,之所以被固生堂、京朋汇、孔医堂等,当作核心市场来经营,是因为在根本上解决了"谁来埋单"的问题。不愿自掏腰包的员工,和本就有体检预算的企业,以及希望以此解决生计问题的中医诊所,皆大欢喜。

相比一年以前,涂志亮主打礼品和高端路线的思路,如今让企业来为员工和客户埋单,进驻国企、航空公司和银行等 VIP 室服务的想法,显然更加清晰、市场前景更为广阔。

中西医融合　是长远之计

虽然找到了一个看上去很美的新盈利模式,但模式解决的是生存问题,而中医要想长久发展,也要解决其诊疗手法和理念上一些与时代发展不再吻合的问题。

"中医已经失去了很多市场,现在来诊所看病的少,调理之类的多,大病的、急诊的在中医诊所内几乎绝迹。一个是因为我们技术力量不够,再一个政策和大家的认识有问题。"在邱琳看来,"中医现在的确是叫好不叫座,因为大部分人是不接受中医的,认为中医是忽悠,是没有科学依据的东西,看不到中医的优势。造成这一现象的很重要因素,在于原来中西医结合出了问题。"

中医和西医,原本是两个理论基础完全不同的体系。西医是建立在自然科学基础上的,本质为对抗理论的寻证医学,而中医是建立在哲学和人文学科基础上的,本质为整体观和谐共生的辩证医学。但从前的中西医结合,是用西医的理念和方法,来管理和统领中医学科。

这对中医的伤害之深,略微懂得中医的人都能够分辨出来:整体观的中医学科,现在也如同西医一般,有了妇科、儿科、心脑血管等科室的划分。优秀的中医必然应该是全科医生,一个人就是一个医院。但如今能称得上全科医生的中医,已寥寥无几。

实际上,在徐文波看来,虽然两个医学体系各自为派,但"大家都是为了患者着想,都是为了救死扶伤"。而西医有先进的技术,中医有更为适合现代人健康的治未病的理念。两者在诊疗手段上的优势互补,那一定是患者们的福音。

中医辨证,讲究望、闻、问、切,对人的感觉的依赖性很强。而现在的医生,过多依赖现代医疗技术,望诊变成了 B 超、核磁共振,听诊变成了心电图……五感已经完全达不到曾经没有技术辅助的医生的敏锐程度。

中医这种技术上的退化怎么解决?"用现代科技带动中医。"徐文波说,"有的时候中医代替不了西医的作用,心脏的支架之类的,在古代就是死症,必须要有现代科技的发展和带动。中医应该知道擅长什么、到底治什么、到底干预什么。"

她认为,西医的一些手段恰恰可以为中医所用,来弥补不足。比如:西医只需简单尿检即可确诊患者是否怀孕,那中医就没有必要把精力花费在去研究怎么通过号脉确诊怀孕。

用西医的技术手段检验,配合中医的理论辨证、治疗。这种思路,被徐文波作为她的新诊所——东源文际医疗的指导思想之一,正在得以实践。

其实,并不是只有徐文波一人意识到中医"技术"的重要性。邱琳的京朋汇,把中医古法的艾灸之术,结合现代的一些设备和医疗技术,研究出了一套自己独有的艾灸疗法。曾有身患"带状疱疹"的患者,通过这套艾灸设备进行治疗,7 天内便痊愈。京朋汇类似这样治疗方法上的核心技术,已经有 11 项申请了专利。

通过技术的配合和弥补,把中医从对人的过度依赖中解脱出来。而被解脱出来的中医大夫,则可以分出更多精力去接受治疗方法和手段的模块化培训,这也是徐文波第二步思考的前提。

对于职业医生模块化培训,周期非常短,一两年之内就可以复制一批人才,去实现徐文波新诊所的连锁化、规模化经营。

而且，徐文波在日本有 8 年留学经历，显然她并不想浪费她在涉外医疗上的优势。但外国人绝大部分只接受西医，西医与中医的优势融合，不失为徐文波打开涉外诊所市场的又一法宝。

学堂加诊所

新时代中医生存法则

当归、正安、厚朴，这些以学堂起家的中医机构，建立了另外一种推动中医商业化的循环。

撰文/张珂

周六上午，当归中医学堂（以下简称：当归）的《黄帝内经与养生》讲座，"强行"来了二十几名学员。

原来，当归学堂的报名确认系统出了点小故障，本应提前一天发送给报名学员的课程确认短信，没有发送成功。但第二天上午的课，大部分学员依旧热情不减地赶到教室，其中不乏从遥远的北六环穿越整个北京城，赶到东南四环的虔诚者。

当归也许还不能算最火爆的中医学堂。著名中医徐文兵的厚朴中医学堂，每一期招 60 名学员，学制 3 年，即使每人学费高达 5 万元，等待报名的人也已经排到两年之后，而且其中不乏社会名流、明星富豪。

显然，中医已经开始显现它的价值，有了越来越多的拥趸。这给了许多像当归中医学堂 CEO 李永明这样希望中医复兴的人，另外一种机会。

他们所做的，也许与御源堂、固生堂、京朋汇、孔医堂不同——这些是在传统的中医诊疗的基础上，追求新的盈利模式去反哺中医——而李永明他们却往前走了一步：在中医诊疗为更多人所接受之前，先让人们认识中医、了解中医、爱上中医。推动中医商业化的循环：聚集一帮名医，为中医爱好者们，开设中医学堂，讲育儿、讲养生、讲《黄帝内经》……进而后续融入网络课堂、诊所模式，形成正向循环。

当归中医学堂、厚朴中医学堂、正安堂、御源堂……他们在利用各自不同的能量,共同打开一扇通往中医的大门。

用中医育儿打开商业化大门

学堂如何推动中医商业化?其实,李永明遇到的问题,和诊所起家的这些中医机构没有什么不同,关键还在于找到学堂模式的商业。而当归中医学堂显然很善于戳中要害。

那些没收到报名短信,也要"强行"来上课的学员们,都有一个共同的身份:她们都是孩子的母亲。她们正是李永明当归中医学堂最初所锁定的目标人群。

李永明用他的商业直觉,为当归中医学堂的未来,设计了一个良好的开始。在李永明看来,"其实妈妈负的责任很大,负责的是孩子的健康。而且,70、80 后的这些妈妈,她们的父母 60 岁左右,甚至 70 岁,自己的先生也接近 40 岁,实际上各种危机都来了"。

也许还未为人父母者,不太能理解李永明把当归中医学堂的"开山"之课设定为《中医育儿》的高明之处。那么,当归的学员之一,一位曾在时尚杂志任编辑的母亲,写在博客中的一段话,或许可以对此进行很好的解释:"当我自己进入'阳明脉衰,面始焦,发始堕'的年龄时,才突然警醒:必须懂点中医,养养生了,否则这样下去后果很严重!加上猪仔(其子小名)3 岁入园后,不停地感冒,折腾了快一年,小脸儿都蜡黄了。很显然,猪仔的脸色比我自己的脸色更让我焦虑。学中医的念头开始强烈地撼动我。"

可怜天下慈母心。每一个孩子都有一个怕他生病、怕他打针、尤其是打抗生素的妈妈。

但李永明的考虑,远不止于中医育儿层面。因此,他把中医育儿作为敲门砖和跳板,让每个到当归学堂来的人,都能通过育儿这扇大门,领略到中医的更广阔世界。

姚遥在听完中医课之后,之所以被震撼,是因为课程以育儿为线索,从育儿的基本知识到基本的经络和穴位知识,到阴阳五行的基本辩证,再到基础重要的知识、日常食疗法,甚至更加深奥的《黄帝内经》。她就是这样被一点一点拉进了中医的世界。

这些课程，由李永明邀请来的，包括知名中医罗大伦、李玉宾、刘兵、李杭洲、李阳泉等二十多位，在中医和佛学领域，有很深修为的中医药专家、学者，来帮助当归学员实现这一规划。

姚遥惠普流程"黑带"的背景，为当归中医学堂搭建了严密的流程制度和管理体系。而李永明 IT 人的思维，让当归能量的发挥，不仅仅在面对面的课堂上。他把目前当归学堂的所有课程，都录制上传至官网，以网络课堂的方式扩大传播，影响更多的人。

当归学堂显然在李永明的影响下，更善于利用时下流行的传播手段和先进的技术。当归学堂的官方微博，从去年 2 月份开始经营，目前已有 9 万多忠实粉丝，平均每天的转发量超过 2000 个。未来某一天，人们还可能从智能手机上，见到当归学堂的一些应用，比如：儿童家用 OTC 药的使用等等。连著名中医和学者徐文兵，也不禁夸赞李永明是"中医界的先锋"。

聚集稀缺资源反哺诊所

当归学堂刚刚度过其一周年庆典。但学堂的价值，远不止于传播中医知识。御源堂负责人徐文波断言："当归未来一定会开诊所。"徐文波的断言乍一听觉得难以理解，细细体味，却发现这是一针见血的真理。

当归学堂从成立至今，已前后邀请过二十多位中医来开课。正如徐文波所说，好中医一个人就是一家小医院。中医行业的核心资产在于人。而如今中医行业的状态，人恰恰又是最稀缺资源。好的中医是香饽饽，各家诊所争相抢人。国家放开医生必须定点执业的政策限制，实行多点就业，也正是为了解决人才之困。

孔医堂之所以名号响亮，不外乎他庞大且团结的中医团队。这些团队，一部分来自孔令谦医学世家，比如：他的几位堂兄弟孔令诩、孔令誉，还有相当一部分，都与其爷爷、国医圣手孔伯华有千丝万缕的联系，大多为其徒弟、徒孙等。

京城其他稍有名号的中医诊所,比如:正安有 11 位中医,或长期或定期坐诊;御源堂有 18 位;固生堂有 20 位;京朋汇有 31 位;孔医堂有 60 位。

当归的二十多名中医,即便是轮流坐诊,也显然能支撑起一间规模不算小的中医诊所了。而前来听课的学员,多少在诊疗方面有所需求,当归做诊所,看上去确实是顺理成章的事情。

因此,当归真正的财富不在于它的课程,而在于它聚集到旗下的讲课的人。

其实,正安也在做同样的事情。正安的起点,是在其创始人之一梁冬。当时,中欧国际工商学院的合聚讲坛,为中欧校友提供国学和文化类课程及讲座。身为中欧校友,梁冬获得了与合聚讲坛合作的机会。再加上梁冬在传媒界的影响力,为正安聚集了相当的人气和人脉。梁冬在上海第一财经频道主持《健康大财富》、在旅游卫视主持《国学堂》,并与吴伯凡共同主持了《冬吴相对论》,都十分受欢迎。不少中医爱好者都表示,是看过梁冬的节目才喜欢上中医的。

正安的医生资源不仅可以作为专家,通过电视、电台、出版物、网络等方式,与公众分享他的知识和理念,还可以作为老师,来为更多的人传授专业知识和理论,更加可以直接去给"客人"看病、看诊。传媒加上学堂加上诊所,正安已先行当归一步。这就是可以用学堂搭建起的、反哺中医的循环。

也正因为人是中医行业的核心资产,作为执业医师,徐文波的御源堂学堂,和李永明、梁冬这些非中医专业人士的学堂相比,更希望专注于做中医的职业培训。她希望能通过一到两年的模块化训练,利用现代科技手段的辅助,教会医生看病,掌握中医治疗的手法和方法。

对执业医师做职业培训,这是从源头上解决人才稀缺的问题。

在徐文波看来,"我培养一个中医爱好者,他可能写很多东西,影响几个人;我培养一个中医大夫,却能造福一方人。"

重构人才梯队

中医传承青黄不接

在中医的传承链条上，无论是供给端还是需求端，都出现了问题。

陈氏太极正骨第四代传人陈启锋向我们讲了这样一个故事，一位中医骨伤临床医生，毕业于一家正牌中医大学，全班 25 个人中只有他一人还在从事中医事业。关于为什么只有他没转行当西医的原因，是因为他的眼睛不太好。

对于中医人才的残酷现实，御源堂负责人徐文波也深有感触。在参加某中医大学的校园招聘会时，徐文波发现，他们是惟一一家到来的诊所，周边都是药厂、医疗器械公司等等。御源堂自然也就成了整个招聘会上最受学生欢迎的一家。中医医院岗位吃紧，学了中医的学生们，被迫刚出校门就要选择成为医药代表或者其他职业。"中医学院每年培养那么多学生，都去做药代（医药代表）了，没几个去做临床医生的，这是一件很悲哀的事。"徐文波向我们感慨道。

这是整个中医行业所面临的尴尬。近年来，一方面中医教育在不断扩大，另一方面中医人才却在不断萎缩，中医医院不姓"中"，中医人不姓"中"，已经成为整个行业的忧虑。在中医的传承链条上，无论是供给端还是需求端，都出现了问题。

这与社会大背景不无关系。近百年来，随着西学东渐，西医逐渐主导了中国医疗市场。从民国时期的《废止旧医案》、《废止旧医以扫除医事卫生之障碍案》，到 20 世纪初期的消灭中医言论，中医和中医学一直处于被审视、被验证、被质疑、被改造的地位。甚至一度面临"活着，还是死去"，这种哈姆雷特式的问题。薪酬待遇，以及社会地位的"直降"，让越来越多的人不愿意涉足中医领域，甚至就连从业者也出现"大逃离"的现象。

而这种动荡，以及社会的普遍"轻视"，直接导致了中医行业人才的衰落。就在"消灭中医"的言论甚嚣尘上的时候，2006 年，《南方周末》曾发表文章称："民国初年，中国有中医 80 万人，1949 年

50万,现在只有 27 万人。而据对一些地区和县级中医院的调研估计,其中只有 10% 的中医开汤药处方。换句话说,真正能用中医思路看病的不过 3 万人。而中国著名中医人数,已经从上世纪 80 年代的 5000 余名,骤减至不足 500 名"。

中医最宝贵的资产就是人,没有人,中医就"虚"了。近年来,社会大众对中医的态度有所回升,各行业的人才以及资金也开始流入,对于中医行业而言,或将是一个契机。"像梁冬在传媒领域很有经验,还有的人是擅长管理的、擅长 IT 的……"徐文波认为,应该让擅长的人做擅长的事,大家一起合作把中医做好。

对于这些有志于弘扬并传承中医的从业者以及社会人士而言,前路并不轻松。中医漫长的成长周期、现有医疗体制的限制,以及亟需提升的待遇、社会认知,都是他们不得不去逾越的障碍。

社会地位、财富"双不沾"
理想在现实面前"却步"

"大家都说医疗质量下降了,为什么下降? 7 块的挂号费,这医生真的只值 7 块钱吗? 理发师一个月 5000 元,医生学了 20 多年,5 年大学,再加上 3 年的硕士生、3 年的博士生,拿多少钱?"鲁兆麟曾经在台湾长庚大学授课,"那里,一个教授 100 万台币一个月,相当于 20 万元人民币,他可以静下心去做研究,但是我们目前还没有这个条件。"

据了解,博士毕业刚踏入工作岗位的中医,月收入大约在 3000—4000 元左右。而根据职友集网站上,北京 2012 博士毕业生工资收入水平调查,截至 2012 年 5 月 26 日,平均工资为 6654 元。中医要达到这一平均水平,大概要经过 3—5 年的努力。社会地位、财富"两不沾",让中医师处境尴尬。

"年轻的医生需要静下心来去钻研,然后入到中医的门里面,但是现在这种社会收入结构和分配,真的是让人提不起这种兴趣"。成长周期长、前期收入少,成为阻碍人才进入中医行业的第一道门槛。邱琳提醒后辈们:"如果想要成为一名中医,必须先要做好安贫乐道的心理准备。如果你没有安贫乐道的心理准备，就不要进入这个行业，因为你肯定做不好。"

中医不像西医有量化的标准，中医强调传承和实践，成长周期长。从搭脉、问诊到处方，往往需要长期临床经验的积累，一般一个西医毕业生3—5年就可以在临床上发挥作用，中医则需要6—8年。加上市民喜欢找老中医看病的传统思想，更是延长了年轻中医师的成长周期。

"选择中医的时候就要明白，真正功成身就的时候，肯定在40岁以后了。"固生堂董事长涂志亮称，"学中医的人前20年很苦，收入很少，不要指望出来马上买车、买房、娶媳妇。"要耐得住寂寞，还要经得起诱惑。当看到身边的人大把大把赚钱的时候，要能够平衡自己。

"中医说句实在话，真的就是一个字——'熬'，在熬的过程中再去填充。可现在的学生往往还没开始怎么"熬"，就中途放弃了！"鲁兆麟深感无奈，心态已经成为他挑选学生的首要条件。

时代变了，人心浮了。快节奏的生活、物质化的社会，让人很难潜心于学术的钻研和探究。

"刘景源老师自己都不带博士生了，他觉得没意义，带了学生把自己的招牌都毁了。"邱琳觉得很悲凉。她曾经与很多老中医交流，大家的共识都是现在好学生难找了。某中医药大学院长在与她交流时感慨：现在很多博士生，连那个学术思想是什么都搞不清楚，论文东抄一段、西抄一段。

兆麟堂负责人韩女士戏称，现在都是有家底儿的"贵族"子弟，才来学中医。在邱琳那里，好几个博士生家里都是三代以上的中医。当经济基础成为了中医入门的前提，它所导致的结果也必然是，大批喜欢中医的人被挡在门外。

"以前一个中医可以保一方平安，包括预测流行病，那多牛、多受拥戴啊！过去，中医可是给贵族看病的。"徐文波认为，中医应该得到应有的收入和社会地位，只有这样才能吸引更多的年轻人进入到这个行业。

以西医管理中医
被体制"瓦解"的职业能力

陈启锋并没有行医执照,身为太极正骨的第四代传人、多家中医保健机构的顾问,这不能不说是他心头的一根刺:"民间医生都是在中医药管理局备案,中医药管理局认可后,给你一个村医资格证,干了几年以后,可以参加执业中医师资格考试"。

但是,对于民间中医而言,大多数人是没有学问的。"考试刚改了,不用考英语和西医了,原来还考英语和西医的知识,别说让民间中医考了,就是让现在中医药大学的学生考,都不好过,听说通过率也就8%左右"。

在地方,民间中医仍是维持百姓健康的一支强大的力量。陈启锋称,民间医生当中有很多"高手","很多人都说民间中医保守,不愿意把自己的方子或者自己的技术外传,这是错误的。曾经有个民间的老中医跟我说,一个好的方子能治好多人,也能吃死很多人,他不敢乱传。没有悟性、没有灵性的人,他是不会给你的,宁可带到棺材里去。很多民间医生都想找到合适的传承人。"

但是,由于体制的原因,大量的民间中医并不能进入医疗体系,甚至被认为是"上不了台面的",自然也就谈不上解决传承的问题了。因为整个医疗体系全是学西医的人在管理,学西医的人根本不懂中医该怎么做。

如今,在中医学院《黄帝内经》成为了选修课,而很长时间内,西医理论都是中医考试的必考题。中西"混搭"的教学模式,也在一定程度上造成了学生知识体系的混乱。

这让邱琳哭笑不得:"《黄帝内经》对于中医是非常重要的,李济仁(安徽省名老中医)老爷子讲《黄帝内经》是一绝,他们家到他儿子已经是第15代了,都是这样教的。《黄帝内经》蕴涵很多人生的智慧,如果把它学通了,你的德行和道行自然就在那里了。"她感慨,中医没有真正的中医教育,甚至比起以往的教育模式,还倒退了不止二三十年。

千百年来，中医一直以"师带徒"的形式传承。虽然看似效率比较低，但是在某种程度上，它也是顺应了中医本身的教育规律。

"现在学中医正骨的，为什么传承不下去，因为正骨如果不从小开始练武术，手上没有刚柔结合的力量是练不成的。我上次看到一个老师，手法很厉害，他说这种手法必须从 6 岁开始练，9 岁开始练也有可能练成，但是几率非常小，9 岁以后绝无可能练成"。陈启锋称：直到现在，中国也没有一套真正适合中医的教育模式。院校体制并不能从根本上解决中医的传承问题。

不仅仅是教育体制，即使是在中医的管理上面，一直以来，也是以西医管理中医的局面。"中西医结合，本身是个很毁中医的事情。本来是两套体系，最后变成了用西医的标准要求中医，对中医没有任何推动作用，甚至是反作用。"中医西制导致的结果，就是不仅严重阻碍了中医自身体制的建立，还极大地破坏了中医行业的发展和传承。

中医讲求整体观，一个好的中医一定是个全科的医生。北京兆麟堂负责人韩女士认为：医院模式并不利于全科中医的培养。"现在，中医里面也分妇科、神经内科、神经外科……拆得越多、能力越小。"

"现在的中医，已经没有'大家'了。"在孔医堂董事长孔令谦看来，真正的"大家"，他的经验、学识首先是来源于民间、来源于广大民众的。他要有很好的觉悟和德行，最后再以他的聪明才智回馈给老百姓。

"现在很多医生，人都不会做了，哪儿来的'家'？"孔令谦称："目前的现状是：3 个学医的，一个分到协和、一个分到区级医院、一个分到基层社区医院了。在评职称的时候，协和的医生可能当了正教授了，区级医院的可能就是个副教授，而基层医院的也就是个主治医生，但是可能正教授的水平还不如这个主治医生。"

甚至有一些以西医为主的医院，还出现了"轻视"中医"技术含量"的现象。

有些医院,本来是西医大夫,因为医院的安排,被调到中医科,自己看了些书以后,按照他对西药的理解,去下中医的处方。邱琳说这样的人不在少数。

或许,这样的案例有些极端,但是目前医院的管理体系,并不适合中医发展,已经成为了绝大多数中医的共识。

正安堂创始人梁冬认为,中医就应该体现市场的作用,让资源自由配置。"以前,肯尼亚大象濒临灭绝。后来,国家就把1000多头大象分给不同家族养育,国家再收录。现在,肯尼亚大象数量已经比10年前翻了5倍到10倍。如果真正放开,让所有人'炒大夫',就像以前民国一样,让好大夫自由执业,允许他们凭本事凭诊费立足,他敢收一万的诊费还有人来,一定是有这样的市场价值。如果一个顶尖的中医学了20多年,一年都挣不到100万,凭什么让一个售楼小姐一年赚100万,天理何容啊!"

普遍培养到重点选拔

重新树立中医意识

徐文波一直想建立一个真正的中医医院,尝试一套中西医融合的模式,包括中医器械的研发,但是在这里西医是为中医服务的。

长期以来,经过多次"倡西灭中"大浪的冲击,中医人才比例越来越低。

清新国医的创办者杨志勋教授认为:现在的人普遍对中医常识知之甚少,更别提平日对自己健康的管理了。出身中医世家的杨志勋,在退休后义务开办了一个中医学习班,以《黄帝内经》为内核,将中医理论、中医思维教授给孩子们。

"他们将来并不一定非得从事中医行业不可,但是通过这里的学习,他们会对中医有个基础的了解,并且可以对自己和家人的健康进行管理。甚至,他们可以将中医宣扬到他们工作和生活的领域中去。"杨教授自豪地对记者说,他的学生有的已经在小区内"开班授课"了。

相较于"布道者"的中医知识普及，"授业者"的道路显然更为艰难。以什么样的方式去培养传承人，成为"纠结"的重点。在没有一个更加创新合理的模式出现时，更多的人还是选择了坚持"师徒"的模式，尽管他们的方式各不相同。

北京兆麟堂负责人韩洁，将中医传承分为三个层次：师生、师承、师徒。"真正的中医精髓一定是师徒才可以掌握的，必须在每一天对师傅的鞍前马后中，才可以体会和领悟"。鲁兆麟现在最小的徒弟刚刚上初一，用他自己的话讲，自己最喜欢和徒弟们"聊大天儿"。或许，他的徒弟们就是在每一天的"聊大天儿"中，跟师傅学会了如何做人、如何处事、如何治病救人。

"中医是经验医学，如果不跟在老师身边，从做人上开始，那就很难学到他的精髓，道行比技术更重要"。邱琳认为，至少从目前来看，中医还必须走师徒的方式，让更多热爱中医的学生，能够有机会到名家身边学习，也成为了她日常工作内容之一。"我们有一些比较好的名老中医资源，我希望这些对中医有追求的孩子，能够学习到他们的临床经验。"

作为企业的公益项目，固生堂更是将为学生和中医"结对子"，作为重点工作来进行。"我们设置了固生堂名中医传承栽培奖学金，每年从广州中山大学研究生学院的临床学院，选择 20 个学生，我们这边再选 20 个导师，导师出门诊的时候，学生去跟师抄方，导师出学术著作的时候，学生也帮忙编纂整理"。这种"师徒"学习为期一年，涂志亮称，这样做不仅有利于中医临床人才的培养，也有助于企业自身的人才储备。

在职业人才的培养上，徐文波的想法相对大胆，她希望能够引入日本的职业培训机制，以职业培训来促进中医的传承。

徐文波认为，中医之所以无法与世界进行交流，是因为中医没有标准化和规范化。"中医太博大精深了，包括：天文、地理、哲学、人文……当我说想研究中医的标准时，很多人都否定我，但是这件事我一定要做"。

徐文波计划近期设立中医培训这一块。当记者问及如何培养中医的职业素质时，徐文波称："以诊脉为例，如果我摸完脉再让我带的人摸，那么他只会传承我这一派。我希望通过职业培训，让他们知道各种各样的诊脉方法。我们会设计一些模块的训练，就跟打游戏一样，升级训练。"

（本文来源：数字商业时代　作者：刘扬　杨柳　张珂）
http://money. 163. com/12/0614/09/83USUC3U00253G87
_all. html♯p1

附录（三）：

中华人民共和国防震减灾法

（修正案立法建议）

江汉大学政法学院　余元洲　草拟

第一章　总则

第一条　为了防御和减轻地震灾害，保护人民的生命及财产安全，保障社会主义建设顺利进行，制定本法。

第二条　在中华人民共和国境内从事地震监测预报、地震灾害预防、地震应急、震后救灾与重建等（以下简称防震减灾）活动，适用本法。

第三条　国家对防震减灾工作，实行预防为主、防御与救助相结合的方针，**将监测预报（尤其短期预报和临震预报）置于高于一切的地位**。

第四条　防震减灾工作，应当纳入国民经济和社会发展计划。

第五条　国家鼓励和支持防震减灾的科学技术研究，推广先进的科学研究成果，提高防震减灾工作水平。

第六条　各级人民政府应当加强对防震减灾工作的领导，组织有关部门采取措施，做好防震减灾工作。

第七条　在国务院的领导下，国务院地震行政主管部门、经济综合主管部门、建设行政主管部门、民政部门以及其他有关部门，按照职责分工，各负其责，密切配合，共同做好防震减灾工作。

县级以上地方人民政府负责管理地震工作的部门或者机构和其他有关部门在本级人民政府的领导下，按照职责分工，各负其责，密切配合，共同做好本行政区域内的防震减灾工作。

第八条 任何单位和个人都有依法参加防震减灾活动的**权利和义务**。

中国人民解放军、中国人民武装警察部队和民兵应当执行国家赋予的防震减灾任务。

第二章 地震监测预报

第九条 国家加强地震监测预报工作，鼓励、扶持地震监测预报的科学技术研究，逐步提高地震监测预报水平。

国家对地震监测预报实行"土洋结合、专群结合、上下结合、点面结合"和"由宏到微、由远到近、由围到聚、由粗到精"的方针，运用系统论、系统科学方法论和系统工程学的原理、原则、思路和方法，建立独特和行之有效的全国地震监测预报网络体系，通过多方面协同配合，最大限度地避免或减少不必要的损失。

第十条 国务院地震行政主管部门负责制定全国地震监测预报方案，并组织实施。

省、自治区、直辖市人民政府负责管理地震工作的部门，根据全国地震监测预报方案，负责制定本行政区域内的地震监测预报方案，并组织实施。

第十一条 国务院地震行政主管部门根据地震活动趋势，提出确定地震重点监视防御区的意见，报国务院批准。

地震重点监视防御区的县级以上地方人民政府负责管理地震工作的部门或者机构，应当加强地震监测工作，制定短期与临震预报方案，建立震情跟踪会商制度，提高地震监测预报能力。

第十二条 国务院地震行政主管部门和县级以上地方人民政

府负责管理地震工作的部门或者机构，应当加强对地震活动与地震前兆的信息检测、传递、分析、处理和对可能发生地震的地点、时间和震级的预测。

中长期预报所圈定和涉及的地区，应加强中短期跟踪监测和临震预报的力度，实行各级政府和地震行政主管部门首长负责制。

在上款所述的区域之内，应适当增设正规和（或）相对简易的观测网点。大型企业、事业单位，也应建立与其规模和能力相适应的监测预报点。各观测点的地磁、地应力和土地电等基本数据应每日一测或一日数测，并根据其变化制作曲线图。发现异常，特别是地磁方面（地磁线和磁偏角）参数异常之类情况，应及时上报、汇总，以供参考。

专业及非专业性天文地理异常情况的观测、记录和报告，水文气象异常情况的观测、记录和报告，地质地貌异常情况的观测、记录和报告，以及各种生物和非生物异常现象的观测、记录和报告，均应得到鼓励和支持，不得以"迷信"妄加斥责。

各级人民政府信访部门、综合信息调研部门和地震行政主管部门，得依法确保地震监测预报信息传递渠道的畅通无阻。对于人民群众和离退休地震专家的监测预报意见、建议，尤其关于紧急临震预报的意见、建议，均应热情接待、虚心接受并及时加以分析、处理，择其要者作为参考。对于非常时期特定区域内法律、法规、行政命令限制或禁止地震预报之民间发布的，接待人员应依法向地震预报意见建议的提供人提出保密要求并开具密件收据，备供查证；属于口头的非书面意见和建议，则应当作详细笔录并制复本，然后由提供人和经办人签字、画押并加盖公章，以备查证。

第十三条　国家对地震监测台网的建设，实行统一规划，分级、分类管理。

全国地震监测台网，由国家地震监测基本台网、省级地震监测台网和市、县地震监测台网组成，其建设所需投资，按照事权和财权相统一的原则，由中央和地方财政承担。

为本单位服务的地震监测台网,由有关单位投资建设和管理,并接受所在地的县级以上地方人民政府负责管理地震工作的部门或者机构的指导。

用于震前监测预报的各种设施,在投资、建设、管理和使用上均应优先于震后监测报告设施。

第十四条　国家依法保护地震监测设施和地震观测环境,任何单位和个人不得危害地震监测设施和地震观测环境。地震观测环境应当按照地震监测设施周围不能有影响其工作效能的干扰源的要求划定保护范围。

本法所称地震监测设施,是指地震监测台网的监测设施、设备、仪器**及依本法规定**所设立的**其他一切**地震监测设施、设备和仪**器,包括必要的辅助和附属设施等。民间所用的简易设施可以不专门为其划定保护范围,但须依法加以保护。**

第十五条　新建、扩建、改建建设工程,应当避免对地震监测设施和地震观测环境造成危害;确实无法避免造成危害的,建设单位应当事先征得国务院地震行政主管部门或者其授权的县级以上地方人民政府负责管理地震工作的部门或者机构的同意,并按照国务院的规定采取相应的措施后,方可建设。

第十六条　国家对地震预报实行**官方发布与民间发布相结合**的制度。

官方发布之短期预报和临震预报,由省、自治区、直辖市人民政府按照国务院规定的程序发布。特殊情况下,县、县级市、区以至副省级市的人民政府得经请示后作官方发布;未经请示或虽经请示但未得到肯定答复而擅自发布的,事后由作此发布的政府首长承担行政责任。大型、特大型国有企业、事业单位所作的发布,视同县市区政府官方发布;非国有企业、事业单位所作的发布,属民间发布。

在非常情况下的特定时间和空间范围内,国家得限制或禁止地震预报的民间发布,要求地震监测预报意见建议的提供人遵守

保密规定。其制度和办法，由法律法规加以规定；法律法规尚无规定的，由县市及县市以上人民政府或其地震行政主管部门以命令为之。

除上款所指特殊情况外，任何单位或个人，包括离退休地震专家及业余从事地震监测预报的普通民众，均可依其所作研究或观测分析有根据地在著作、论文、媒体访谈、互联网和（或）本单位的内部传媒上依法进行地震监测预报成果的民间发布。

民间发布仅供参考，不具有法定效力和权威性。民间发布者必须在明显处或明显时段注明或提请注意"民间发布，仅供参考"的字样或作类似口头提示，并只能叙述客观事实、研究结果和意见建议，不得夹带煽动言论。

国家对地震预报的民间发布单位负责人和（或）自然人个人强制实行严格实名制，发布人或其单位负责人必须在进行地震预报民间发布的同时公布其姓名、性别、年龄、住址、单位、职业和身份证号码；如有任职的，公开其职务。

传播、转载民间发布之消息的个人或媒体，必须说明或注明消息来源，并依本条第五款规定对其作"此属民间发布消息，仅供参考，切勿盲从"之文字或口头提示。

第三章　地震灾害预防

第十七条　新建、扩建、改建建设工程，必须达到抗震设防要求。

本条第三款规定以外的建设工程，必须按照国家颁布的地震烈度区划图或者地震动参数区划图规定的抗震设防要求，进行抗震设防。

重大建设工程和可能发生严重次生灾害的建设工程，必须进行地震安全性评价；并根据地震安全性评价的结果，确定抗震设防要求，进行抗震设防。

本法所称重大建设工程，是指对社会有重大价值或者有重大影响的工程。

本法所称可能发生严重次生灾害的建设工程,是指受地震破坏后可能引发水灾、火灾、爆炸、剧毒或者强腐蚀性物质大量泄漏和其他严重次生灾害的建设工程,包括水库大坝、堤防和贮油、贮气、贮存易燃易爆、剧毒或者强腐蚀性物质的设施以及其他可能发生严重次生灾害的建设工程。

核电站和核设施建设工程,受地震破坏后可能引发放射性污染的严重次生灾害,必须认真进行地震安全性评价,并依法进行严格的抗震设防。

第十八条 国务院地震行政主管部门负责制定地震烈度区划图或者地震动参数区划图,并负责对地震安全性评价结果的审定工作。

国务院建设行政主管部门负责制定各类房屋建筑及其附属设施和城市市政设施的建设工程的抗震设计规范。但是,本条第三款另有规定的除外。

国务院铁路、交通、民用航空、水利和其他有关专业主管部门负责分别制定铁路、公路、港口、码头、机场、水利工程和其他专业建设工程的抗震设计规范。

第十九条 建设工程必须按照抗震设防要求和抗震设计规范进行抗震设计,并按照抗震设计进行施工。

第二十条 已经建成的下列建筑物、构筑物,未采取抗震设防措施的,应当按照国家有关规定进行抗震性能鉴定,并采取必要的抗震加固措施:

(一)属于重大建设工程的建筑物、构筑物;

(二)可能发生严重次生灾害的建筑物、构筑物;

(三)有重大文物价值和纪念意义的建筑物、构筑物;

(四)地震重点监视防御区的建筑物、构筑物。

第二十一条 对地震可能引起的火灾、水灾、山体滑坡、放射性污染、疫情等次生灾害源,有关地方人民政府应当采取相应的有效防范措施。

第二十二条　根据震情和震害预测结果,国务院地震行政主管部门和县级以上地方人民政府负责管理地震工作的部门或者机构,应当会同同级有关部门编制防震减灾规划,报本级人民政府批准后实施。

修改防震减灾规划,应当报经原批准机关批准。

第二十三条　各级人民政府应当组织有关部门开展防震减灾知识的宣传教育,增强公民的防震减灾意识,提高公民在地震灾害中自救、互救的能力;加强对有关专业人员的培训,提高抢险救灾能力。

第二十四条　地震重点监视防御区的县级以上地方人民政府应当根据实际需要与可能,在本级财政预算和物资储备中安排适当的抗震救灾资金和物资。

第二十五条　国家鼓励单位和个人参加地震灾害保险。

第四章　地震应急

第二十六条　国务院地震行政主管部门会同国务院有关部门制定国家破坏性地震应急预案,报国务院批准。

国务院有关部门应当根据国家破坏性地震应急预案,制定本部门的破坏性地震应急预案,并报国务院地震行政主管部门备案。

可能发生破坏性地震地区的县级以上地方人民政府负责管理地震工作的部门或者机构,应当会同有关部门参照国家破坏性地震应急预案,制定本行政区域内的破坏性地震应急预案,报本级人民政府批准;省、自治区和人口在一百万以上的城市的破坏性地震应急预案,还应当报国务院地震行政主管部门备案。

本法所称破坏性地震,是指造成人员伤亡和财产损失的地震灾害。

第二十七条　国家鼓励、扶持地震应急、救助技术和装备的研究开发工作。

可能发生破坏性地震地区的县级以上地方人民政府应当责成有关部门进行必要的地震应急、救助装备的储备和使用训练工作。

第二十八条 破坏性地震应急预案主要包括下列内容：

（一）应急机构的组成和职责；

（二）应急通信保障；

（三）抢险救援人员的组织和资金、物资的准备；

（四）应急、救助装备的准备；

（五）灾害评估准备；

（六）应急行动方案。

第二十九条 破坏性地震临震预报发布后，有关的省、自治区、直辖市人民政府可以宣布所预报的区域进入临震应急期；有关的地方人民政府应当按照破坏性地震应急预案，组织有关部门动员社会力量，做好抢险救灾的准备工作。

第三十条 造成特大损失的严重破坏性地震发生后，国务院应当成立抗震救灾指挥机构，组织有关部门实施破坏性地震应急预案。国务院抗震救灾指挥机构的办事机构，设在国务院地震行政主管部门。

破坏性地震发生后，有关的县级以上地方人民政府应当设立抗震救灾指挥机构，组织有关部门实施破坏性地震应急预案。

本法所称严重破坏性地震，是指造成严重的人员伤亡和财产损失，使灾区丧失或者部分丧失自我恢复能力，需要国家采取相应行动的地震灾害。

第三十一条 地震灾区的各级地方人民政府应当及时将震情、灾情及其发展趋势等信息报告上一级人民政府；地震灾区的省、自治区、直辖市人民政府按照国务院有关规定向社会公告震情和灾情。

国务院地震行政主管部门或者地震灾区的省、自治区、直辖市人民政府负责管理地震工作的部门，应当及时会同有关部门对地震灾害损失进行调查、评估；灾情调查结果，应当及时报告本级人民政府。

第三十二条　严重破坏性地震发生后,为了抢险救灾并维护社会秩序,国务院或者地震灾区的省、自治区、直辖市人民政府,可以在地震灾区实行下列紧急应急措施:

(一)交通管制;

(二)对食品等基本生活必需品和药品统一发放和分配;

(三)临时征用房屋、运输工具和通信设备等;

(四)需要采取的其他紧急应急措施。

第五章　震后救灾与重建

第三十三条　破坏性地震发生后,地震灾区的各级地方人民政府应当组织各方面力量,抢救人员,并组织基层单位和人员开展自救和互救;非地震灾区的各级地方人民政府应当根据震情和灾情,组织和动员社会力量,对地震灾区提供救助。

严重破坏性地震发生后,国务院应当对地震灾区提供救助,责成经济综合主管部门综合协调救灾工作并会同国务院其他有关部门,统筹安排救灾资金和物资。

第三十四条　地震灾区的县级以上地方人民政府应当组织卫生、医药和其他有关部门和单位,做好伤员医疗救护和卫生防疫等工作。

第三十五条　地震灾区的县级以上地方人民政府应当组织民政和其他有关部门和单位,迅速设置避难场所和救济物资供应点,提供救济物品,妥善安排灾民生活,做好灾民的转移和安置工作。

第三十六条　地震灾区的县级以上地方人民政府应当组织交通、邮电、建设和其他有关部门和单位采取措施,尽快恢复被破坏的交通、通信、供水、排水、供电、供气、输油等工程,并对次生灾害源采取紧急防护措施。

第三十七条　地震灾区的县级以上地方人民政府应当组织公安机关和其他有关部门加强治安管理和安全保卫工作,预防和打击各种犯罪活动,维护社会秩序。

第三十八条 因救灾需要,临时征用的房屋、运输工具、通信设备等,事后应当及时归还;造成损坏或者无法归还的,按照国务院有关规定给予适当补偿或者作其他处理。

第三十九条 在震后救灾中,任何单位和个人都必须遵纪守法、遵守社会公德,服从指挥,自觉维护社会秩序。

第四十条 任何单位和个人不得截留、挪用地震救灾资金和物资。

各级人民政府审计机关应当加强对地震救灾资金使用情况的审计监督。

第四十一条 地震灾区的县级以上地方人民政府应当根据震害情况和抗震设防要求,统筹规划、安排地震灾区的重建工作。

第四十二条 国家依法保护典型地震遗址、遗迹。

典型地震遗址、遗迹的保护,应当列入地震灾区的重建规划。

第六章 法律责任

第四十三条 违反本法规定,有下列行为之一的,由国务院地震行政主管部门或者县级以上地方人民政府负责管理地震工作的部门或者机构,责令停止违法行为,恢复原状或者采取其他补救措施;情节严重的,可以处五千元以上十万元以下的罚款;造成损失的,依法承担民事责任;构成犯罪的,依法追究刑事责任:

(一)新建、扩建、改建建设工程,对地震监测设施或者地震观测环境造成危害,又未依法事先征得同意并采取相应措施的;

(二)破坏典型地震遗址、遗迹的;

(三)其他破坏地震监测预报设施的行为。

第四十四条 违反本法第十七条第三款规定,有关建设单位不进行地震安全性评价的,或者不按照根据地震安全性评价结果确定的抗震设防要求进行抗震设防的,由国务院地震行政主管部门或者县级以上地方人民政府负责管理地震工作的部门或者机构,责令改正,处一万元以上十万元以下的罚款。

第四十五条 违反本法规定,有下列行为之一的,由县级以上人民政府建设行政主管部门或者其他有关专业主管部门按照职责权限责令改正,处一万元以上十万元以下的罚款:

(一)不按照抗震设计规范进行抗震设计的;

(二)不按照抗震设计进行施工的;

(三)不严格依法依约对工程质量进行监理的。

第四十六条 截留、挪用地震救灾资金和物资,构成犯罪的,依法追究刑事责任;尚不构成犯罪的,给予行政处分。

国家工作人员在防震减灾工作中滥用职权,玩忽职守,徇私舞弊,构成犯罪的,依法追究刑事责任;尚不构成犯罪的,给予行政处分。

违反本法第十二条第五款规定,阻塞言路、压制异见,或对保密意见不作记录、不开收据、不给凭证的,亦同。

第四十七条 违反本法第十六条第六款关于地震预报严格实名制的规定,通过匿名、网名、笔名、乳名、曾用名或与身份证所载信息不一致的虚假姓名进行民间发布的个人或单位负责人,由公安部门和检察机关加以侦捕,并根据其情节轻重由有关部门或机关追究其相应责任:情节较轻的予以拘留,并处罚金;情节严重的,处以徒刑。

违反该条第五款规定因其民间发布而影响或破坏社会稳定的,违反该条第三款保密规定非法进行民间发布的,以及违反该条第七款规定对民间发布之消息作非法传播或转载的,亦同。

第七章 附则

第四十八条 本法由全国人民代表大会通过批准,自公布之日起满 100 天生效施行。

1997 年 12 月 29 日通过、公布,2009 年 5 月 1 日起施行的原《中华人民共和国防震减灾法》,同时废止。

第四十九条　本法公布后，生效施行之前，国务院得制定实施条例。

第五十条　本法生效后，始得修改。修改程序，与制定程序同。

［余元洲注：文中宋体为修改前的法律原文；黑体为笔者所拟。——2008 年 6 月 5 日］

有关 H7N9 病毒基因移位的报道

（凤凰网）

一、原标题：H7N9 病毒基因 3 个已移位再移一个就人传人

http://news. ifeng. com/mainland/special/h7n9/content-3/
detail_2013_04/27/24730034_0. shtml

浙江在线 04 月 27 日讯　人感染 H7N9 病毒的感染源果真是鸡等家禽，其铁板钉钉的证据已经找到了；让人最为关注与担忧的"人传人"悬念也有了端倪：病毒的基因如一部旋转楼梯，如果各个台阶稳定，传染性就不明显。但目前已发现其中 3 个"台阶"的位置发生了变化，假如再有一个"台阶"移位，就会破坏"楼梯"的稳定性，那么这个病毒就会导致"人传人"了。

"希望第四个台阶发生移位的可怕结果不会出现！我们会密切关注，尽可能地提前预警。"昨日在浙大一院召开的新闻发布会上，李兰娟院士充满信心地说。

从发布会上，记者获悉，李兰娟院士为首的中国科学家在 H7N9 禽流感研究方面取得了重大突破，论文《人类感染活禽市场来源的新发 H7N9 亚型禽流感病毒：临床分析和病毒基因组特征》，已在世界著名医学期刊《柳叶刀》在线发表。

该论文对 H7N9 新病毒的基因，疾病的传染源，以及病毒传播方式等热点问题有了新的解读。给我国 H7N9 的防控以及国际流感研究都添上了重要一笔。

感染源锁定"禽类"

拿到了基因证据

在《柳叶刀》在线发表的这篇 H7N9 研究论文中,李兰娟院士是通讯作者,其他作者还包括了浙大一院和香港大学两地国家重点实验室的临床及科研专家,凝聚了团队研究的力量。

"长三角"发现 H7N9 病例以来,一方面政府关闭了活禽市场,许多农贸市场看不到鸡鸭了,市民也不敢吃了;另一方面,近 40% 的确诊病人却找不到接触过鸡鸭的流行病学史,那么鸡鸭到底是不是 H7N9 的传染源?这篇文章首次在国际上拿出了证据:H7N9 病毒就是从禽类向人类传播的。

李兰娟院士介绍说,我们对患者体内分离出的 H7N9 病毒,与活禽市场的鸡中分离出的 H7N9 病毒株进行遗传学比较,研究发现,毒株之间的基因序列非常接近,同源性超过 99.4%。

监测人传人

找到有效方法

H7N9 病毒是 2011 年从韩国的野鸭身上分离发现的。今年 3 月,它从禽类"跳"到哺乳动物和人身上,那么 H7N9 病毒会不会在哺乳动物之间来去自由,导致人际间的传播扩散?

这篇论文是这样回答这个问题的:

如其他病毒一样,H7N9 有它特有的基因序列。如果把 H7N9 病毒的基因序列比喻成一条长长的楼梯,那么不同的基因和位点,就好像是其中的台阶及其定位。

此次研究发现了其中 4 个"台阶"及定位是关键,如果它们突然改变,那么人传人将成事实。研究发现,有个 H7 基因里的 2 个氨基酸位点已发生了"移位",相当于 2 个台阶位置变了,这意味着病毒与人类呼吸道上皮细胞的亲和力增强了,所以今年春天,H7N9 从禽传给人变得轻而易举了。

但能否人传人，关键还得看另外一个 PB2 基因，这基因也有 2 个氨基酸位点。目前，科研团队已发现它们中，1 个位点已发生变异，要高度警惕的是，如果这 2 个氨基酸位点同时发生变异，将使病毒发生有效的人向人传播。

"这个可能性大吗?"记者问。

李兰娟说，以往的 H5N1 及其他甲流病毒中，这位点没有发生过变异。不过，不等于说它以后在 H7N9 中也不可能，因此需要密切关注。

H7N9 病毒"嗜肺"
原因也找到了

临床研究还发现，H7N9 禽流感感染者的症状与 H5N1 禽流感大致相似，患者出现高烧和呼吸困难等症状，随后的 3—14 天内出现呼吸衰竭。

也就是说，H7N9 病毒的确"嗜肺"。其原因在研究中有了新的揭示。研究者发现，重症感染患者中普遍存在"细胞因子风暴"现象，这种现象导致了肺被病毒大量侵蚀。找到原因之后，研究者又在临床治疗中，创造性地应用人工肝技术，来清除炎症因子，抑制炎症反应，避免了大规模的"细胞因子风暴"，帮助患者渡过器官功能衰竭难关，从而降低了病死率。

二、原标题:院士否认"H7N9 病毒基因再移 1 位将致人传人"

"如果两个基因同时变异将会发生更加有效的传播，而这种传染目前只是针对禽传人。

中国工程院院士李兰娟昨天明确否认说过 H7N9 病毒基因变异将导致"人传人"。至于会不会发生病毒的人传人，她表示不能肯定也不能否认，还需要进一步研究和监测。"

昨天有媒体报道称，中国工程院院士、国家卫计委传染病重点研究室主任李兰娟的团队最新研究表明，人感染 H7N9 病毒感染源已经确认为鸡等家禽,而让人最为关注与担忧的"人传人"悬念也有了端倪:病毒的基因如一部旋转楼梯,目前已发现其中3个"台阶"的位置发生了变化,假如再有一个"台阶"移位,就会破坏"楼梯"的稳定性,那么这个病毒就会导致"人传人"了。

此后,以"院士称H7N9病毒基因3个已移位,再移一个就人传人"的消息迅速传播。

昨天,李兰娟接受央视采访时称,如果两个基因同时变异将会发生更加有效的传播,而这种传染目前只是针对禽传人,她明确否认说过"人传人"。至于会不会发生病毒的人传人,不能肯定也不能否认,还需要进一步研究和监测。

附录（五）：

最新 H7N9 禽流感疫情

（更新到交稿为止）

截至 4 月 30 日 23 时,全国共确诊 H7N9 禽流感病例 127 人,其中死亡 23 人。

北京(1 例)

上海(33 例,死亡 12 例)

江苏(27 例,死亡 4 例)

浙江(46 例,死亡 6 例)

安徽(4 例,死亡 1 例)

河南(4 例)

山东(1 例)

江西(5 例)

湖南(2 例)

福建(3 例)

台湾(1 例)

详见下表:

地区	确诊(人)	死亡(人)	康复(人)
北京	1 *	0	1

地区	确诊（人）	死亡（人）	康复（人）
上海	33	12	10
浙江	46	6	8
江苏	27	4	1
安徽	4	1	1
河南	4	0	1
湖南	2	0	0
山东	1	0	0
江西	5	0	0
福建	3	0	0
台湾	1	0	0
总计	127	23	23

备注：＊北京另确定一人为 H7N9 病毒携带者，暂无临床症状；

（更新时间：4 月 30 日 23：00）

附录（六）：

色情医学论

余元洲

［作者按：本文写于《超医学论》审校完毕而即将付梓之际，给责任编辑冯征老师和出版方造成额外麻烦，非常过意不去。但是由于本文具有较大的理论和临床应用价值，犹豫再三，不得不为之。理论上，色情医学第一次揭示了心脏起搏的动力机制；实践上，它为高血压（尤其是舒张压偏高）、高血糖（糖尿病 2 型）及心脑血管病的预防和治疗提供了新的思路，那就是：适度适当的运动和益肺，用以改善血氧交换的质量，增强整个肌体健康。］

色情医学（Sexy Medicine），不同于性医学（Sexual Medicine）。后者，是关于性生活的医学研究，创立者是赛金，《赛金性学报告》为其代表作；前者，与性无关，或关系不大，而是以色情用语或接近于色情的语言、语境来讨论严肃的超医学问题，仅此而已。

色情医学，如果哪天能立足于医学之林的话，创立者是本草民（即研读《神农本草》之书之民之谓也）。

色情医学研究的中心，是肺，而不是肾。这个，可能出乎各位的意料吧？

无论如何，在我阐述色情医学原理的过程中，读者或听友大可不必反应过激。男生不要笑,女生别动怒,审者勿删削。

虽然色情医学研究的对象是肺,而不是肾,但其所要回答的中心问题则是:心脏,为何会跳动?

记得 1963 年我上小学二年级的时候,《语文》书中有一篇课文,题目是:《壶盖,为什么会动?》,讲的是英国人瓦特小时候在外婆做饭时,看到炉子上的水开了,蒸汽推着壶盖一上一下跳动而产生联想,进而发明了蒸汽机的故事。虽然我长大后,知道事实与小学语文所讲有出入,但这个故事还是深深地留在了我的脑海里,印象很深,影响很大。

这不,我写《超医学·绪论》时,就涉及到这个问题,并试着以壶盖之动与柴油机的 2 冲程和 4 冲程工作原理来解释"心脏为什么会跳?"的原理机制。

但是,疑虑并没有就此消除。因为,血液在左心房、右心房、左心室、右心室进进出出,这个好理解,但问题是:Who gives the first push(谁给予的第一推动)?

关于"第一推动"(the first push)的出处,大家都知道,就不必多说。不过,牛顿提出"谁给了地球第一推动",与我们现在所提出的"谁给了心脏第一推动",两个问题有一重大不可比处,那就是:根据牛顿第一定律,地球一旦获得第一推动,如无外力迫其停止,就会一直运转下去;而心脏,即使我们搞清了"第一推"的动力之源,也不会无休止地自己运动,而是相反地,需要不断地重复去推。一旦这种"第一推"停止,人的生命也就停止了。

尽管如此,在血液循环的整个过程中,毕竟需要有个"第一推",否则,心脏不可能无缘无故自己跳动。

那么,这个第一推动,到底是什么呢?

让我们继续往下讨论。

为此,还是先回到前面提到的肺来说事吧。

讲到肺,我们首先想到的一点,就是:肺主呼吸。

一呼一吸,一呼一吸,这个节奏有点像什么? 儿童不宜,成年人说说看？是不是有点像做爱时的活塞运动？

是的，是有点像，不错！

不过，有人可能会找茬儿抬杠，说：要这样说，那心跳也有点像做爱的节奏。

对此，我说，这就有点牵强附会了：谁做爱时，正常速率那样快呀？

讲到这里，为了杜绝大家的反感，或者，如果已经有了反感的话，为了避免更大的反感，有必要说一下文学评论家对良家文学性爱描写的判别底线。这个底线就是：为故事情节的发展所需者，可；与故事发展无关者，不可。

以此为准绳来加以评判，则我在上面所讲的色情医学，应该属于"可"的范畴。

何以然也？

因为，肺之呼吸之所以被取象比类（余注：亦有《中医学概论》和《中医杂志》用"取类比象"说。有一种看法认为，取象比类为思维活动，取类比象为认识论，余以为有道理）视为做爱，是因为，它还真的是类似于做爱。不过，不是男女做爱，而是血液与氧气做爱。

中医认为，血为阴，气为阳。这个，大家都知道，不用我多说。我要说的是，在色情医学看来，所谓"血为阴"，就相当于妻子；"气为阳"，则相当于丈夫。也因此之故，色情医学认为，肺之呼吸，就是做爱。确切些说，肺是洞房，肺泡是婚床，气与血就在那里交媾。

气血交配的质量，主要取决于三大因素：

其一，取决于精子（即氧气）的质量；

其二，取决于卵子（即血液）的质量；

其三，取决于整个性交过程的质量。

关于这第三点，大家知道，有氧锻炼运动（如快走、慢跑等）之所以有利于身体健康，就是因为可借此提高血氧交换度（即彼此进入对方的深度，以及双方同时或者相继达到"Hi"之高度），等等，等等。

那么,肺泡做爱与心脏跳动,有关系吗?有!

我们知道,肺是气血交合之地,具体部位是肺泡和毛细血管。肺循环的血管包括肺动脉、毛细血管和肺静脉。肺动脉内的血液为静脉血,这一点非常独特。可以说,它(肺动脉)是人体中唯一运送缺氧血液(静脉血)的动脉。心脏右心室的血液经肺动脉到达肺毛细血管,在那里,可以同吸进肺泡的气体亲密接触,进行面对面的交媾或交合,排出二氧化碳,吞进新鲜氧气。此时,原来的静脉血变成为鲜红色的动脉血,经肺静脉回左心房。肺静脉的奇特之处在于,它是人体唯一运送富氧血液(动脉血)的静脉。

原来,人的心脏是一个中空的器官,其内部分为四个腔。上部两个为心房,由房中隔分为左心房和右心房;下部两个为心室,由室中隔分为左心室和右心室。左右心房之间,左右心室之间互不相通,而心房与心室之间有房室口相通。房室口和动脉口的瓣膜,是保证心腔血液定向流动的装置。

当心室肌舒张时,房室瓣(二尖瓣和三尖瓣)开放,而动脉瓣(肺动脉瓣,主动脉瓣)关闭,血液由左、右心房流向左、右心室;相反地,当心室肌收缩时,房室瓣关闭,动脉瓣开放,血液由左、右心室泵入主动脉和肺动脉。这样,就形成了心脏内血液的定向循环。也正是由于房室瓣和动脉瓣的开开阖阖,使得气推血行在心脏和动脉部位能够形成有节奏的律动。

总之,当心肌收缩时,推动血液进入动脉,流向全身(若血管病变,收缩压高);心肌舒张时,血液由静脉流回心脏(若血氧不足,则舒张压高,且血糖高)。所以,心脏的搏动推动着血液的流动,是血液运输的动力器官。而其真正的动力之源,则是中医之气。

问题在于,这种中医之气,在西医和现代科学看来,是被组织细胞吸收的氧,即细胞氧,又称生物氧;而从现代中医、超医学和色情医学的角度来看,是受孕血。

显然,在气血交媾后所生成的气血合一体,西医和现代科学着重看到的，是进入血液循环中的氧，而现代中医、超医学和色情医学所着重看到的，则是含氧血、受气血（受孕血）。

上述差别的意义在于，现代中医学、超医学和色情医学所注重的受气血（受孕血），有动能性。而正是这种能动性，成为理解和解释心脏为什么会跳动的关键。

何以然也？

请允余试论之。

本来，缺氧的静脉血通过肺动脉进入肺毛细血管与吸进肺泡的新鲜氧气进行交合时，靠的是动脉之动。此后，由于此种静脉血源源不断地通过肺动脉挤进肺部，已受孕的含氧血（动脉血）自然会从肺静脉流回到心脏。这一过程，很容易理解。

但是，问题在于，人体并不是真正的永动机，不可能在没有动力源的情况下无休止地自动完成一个又一个血液循环过程。实际情况是，只要呼吸或心脏跳动两者之中任何一者停止工作，人的生命也就完结了！

那么，保持一个人的生生不息之动力源，到底是在哪里呢？是心脏，还是肺器？——这，就是色情医学所要回答的核心问题。

色情医学认为，是气血交媾，而不是心脏跳动，才是血液循环真正的动力之源。

或者，换句话说：心脏跳动是血液循环的动力之源，但是，人的心脏之所以跳动，心脏跳动本身的动力源，则是肺部进行的气血交合。由此，也就证明了，心脏跳动是血液循环的直接动力，而气血交媾则是其间接和终极的动力之源泉。

那么，含氧血或受气血究竟是如何推动心脏起跳的呢？——这就是我们现在所要回答的问题。

大家知道，母鸡与公鸡交配之后所下的蛋，是有生命的；妻子与丈夫交合之后的受精卵子，是有生命的；……同样道理，人的血液与氧气结合之后的动脉血，也是有生命的。其所以虽然静静地流淌于肺静脉中，却被称为动脉血，也与它此时所具有的能动性或能动力,是相关的。也就是说,它,是可以自动的。

打个不一定确切的比喻:这种含氧血、受气血、受孕血,就像一群大雁。每个血细胞,都是一只雁,都有朝着目标远飞的能力。

毛泽东曾说过:我们都是来自五湖四海,为了一个共同的革命目标,走到一起来了。

受孕血,也是这样。

经由肺动脉进入到肺毛细血管而与吸入肺泡的氧气交合的静脉血,也是来自五湖四海的:有刚从小肠吸收到血管还未来得及与氧气交合的静脉血,有从肾循环回来的静脉血,也有心脏自循环后少量未经过肾循环的静脉血,等等。但是,在与肺气交合之后,所有这些静脉血,都变成了动脉血,都有了或重新有了生命能量,都有着自动性和自动力。在这种情况下,它们就会为着一个共同的目标,顺着肺静脉,回流到心脏,而成为心脏起动之源动力或动力源。

至于心脏跳动速率与肺部呼吸速率不一致(前者快,后者慢:一呼一吸间,平人心跳约 4—5 次)的问题,则是因为:决定心跳速率的基本因素是左右两心房和左右两心室这 4 个空间的大小及关系,在此基础上才有推其运行的呼吸速率之影响作用。总之,心跳推动血液循环,而心跳本身则有赖于肺部气血的交媾、交合、交换,即气血做爱。

这样一来,就不仅解释了"心脏为什么会动"的问题,而且也消释了西医认为心跳动因在细胞和中医认为心跳动力在"气"(Qi)的矛盾。此二者之统一,在于:心脏起搏,动力在细胞,具体为细胞氧,即细胞中的中医之气,确切些说,是受气而孕之后的动脉血。

(2013 年 7 月 9 日)

附录（七）：

对气血交合与心跳动因的再认识

余元洲

在《色情医学论》一文中，笔者已从生物角度阐释了气血交合所生含氧血（受气血、受孕血）具有能动性的原理机制。现在，我想再从理化角度，对其中奥秘加以说明。

其要点有三：

1. 进入肺部的静脉血与氧气交合后，体积会在瞬间膨大，产生张力，推动血液流向心脏。

2. 进入肺部的静脉血与氧气交合后，发生类似于核反应的理化反应，释放出能量，推动血液流向心脏。

3. 上述两者，其中任何一项，都可以解释气血交合所生动脉血流向心脏的动力机制；二者同时协同作用，就更是如此。

一旦我们明白了这些，心脏为什么会跳的道理就不难理解了，因为与汽车发动机的工作原理小异大同。

（2013 年 7 月 11 日）

后　记

我是怎样走上医学道路的？

要回答这个问题，就说来话长了。即使不写成文字，只简单回想一下，也得 3 小时。但既然总有人提出这问题，我就干脆在此作个回答。以后谁要再提这话头，就让他（她）来看这篇后记得了。

不过，我会尽量长话短说，简短截说。

貌似我好像是 1955 年农历 3 月某一天出生的，后来的身份证将错就错：一笔糊涂账，谁也搞不清！妈妈生下我，我感谢她，但她却因一件小事而生气断乳，弄得我刚吃没两天就挨饿了。幸亏外婆四处求方，到 8 月 15 日中秋前后，又有奶吃了，真好！

但是，将近半年时间缺奶，加上后来的"信阳事件"饿死人百万，我虽然勉强活了下来，却已瘦得皮包骨头，病弱之极。这，就成了我后来想学医自救的最初动因。

后来，长大一点，记得好像上小学之前以及刚上学之后的最初几年，每到秋天，就常跟二表姐何世珍她们一行几人上山去采药。虽然这些药都是送到集镇上卖钱的，但是久而久之，也对其中一些药材的性味归经有所了解。至今记得其药名的，有桔梗、细辛、芍药、苍术、天冬、麦冬和车前草、夏枯草、猫爪草、猫儿眼（即泽漆）等。而在我所采挖的药材中，桔梗数第一。

桔梗，从山上采挖回来后，要及时洗净泥土，用摔碎的破碗碴儿边口，轻轻刮去其细嫩的外皮，然后晒干，送到药铺，由人家切片。整个工序就是这样，本人对此非常精通。

由于爷爷是上过私塾的，父亲"解放前"是高小肄业生，"解放后"又当了公社干部，所以我家里总免不了会有一些珍贵的书籍，特别是史书和医书。至今记得起来的，有一本是被撕掉了书皮和部分内页的《黄帝内经》，一本是《农村赤脚医生手册》，再就是农村百科知识大全之类的一本什么书。

那本破烂不堪的《黄帝内经》，我是一句也没有读懂。只记得不止一次地捧起来读过，但却不记得有任何收获。所以，后来，也就不知道被谁拿走了。后两本书，作用就大了。

我从初中起，就神经衰弱，时不时失眠。加上前面提到的体质极差，百病缠身，挺难受的。于是，就跑到街上买一包银针，照着书上所说，往自己身上扎。最先是全身取穴，后来改扎耳针：一切穴位皆在耳朵上找。

但是，几年下来，一无所获。这导致我在针灸中，只灸不针。总之，我的针刺医术，水平为零！也正因为如此，所以，我从来不敢轻言"针灸"二字，而总只是说：要"气医结合，灸药结合"。

1973年底，我高中毕业了。春节期间，到处拜年。所谓"拜年"，也就是到全班60个同学家里走了个遍。特别是我带头的队伍，一天能跑十几个同学家，翻山越岭，不辞劳苦。那种劲头，那个精神，至今想起来，还佩服我自己！

也就在这个"拜年"的过程中，我，认识了一个人，他是我从初中到高中都同班的一位同学的弟弟。也就是说，高中同班的，初中并不一定同班。这位同学与我是4年同学，其他人则有些是2年同学，因为当时的初高中都是2年制嘛。

这个同学的弟弟，那时还在上初中呢，却已经对中医酷爱有加，感觉其对理法方药都已精通，讲起来头头是道，让我佩服得四体投地，只差没有磕头拜师了。

此人，叫王琳。他后来读了河南中医学院，现今是河南省信阳市第四人民医院内科主任，卫生部认可的中华名医之一。

从我1974年春即高看此人，到他今天成名成家，各位读者朋友,即可想见此人对我后来学医的影响有多大。也就是说,虽然我大学本科读的不是中医,而是外语专业,但对中医和中医人的崇拜之心,已深深扎根了。

1990 年 9 月 12 日,我到华中师大科学社会主义研究所读博士,同导师的大师兄张忠臣略懂中医,这促使我再度下决心要重续旧爱,认真学中医。

第二年,大师兄神通广大,通过关系搞到了一间单人宿舍,搬走了。谁知,住进来一位更懂中医的,他就是物理学博士——陈相君兄。

1993 年春节过后,我从湖南衡阳返回武汉时,在衡阳火车站前大街不远处的新华书店里,买到一本《中医四部经典(合订本)》,由此开始了我对医经原文的学习历程。也正由于这一原因,去年在北京出版了《内经新编》。这本书,可以说是我研读内经 19 年的一个收获吧?

但是,在这长达几十年的业余自学和跟师学习中医过程中,我也深深体会到:中医并非万能医学,中医不能包治百病,中医不能包打天下。这就促使我逐渐将重点转到中西医药关系的研究上,进而创立了超越中医、西医和中西医结合三种现有医学范式和诊疗模式的超医学理论。

然而,由于本人能力有限,水平不高,加之超医学尚为初创,难免挂一漏万。在此,衷心希望读者诸君批评指教,本人表示万分感谢!

本书从申报选题到审阅编排,整个过程中,都有冯征老师所付出的汗水和辛劳。感激之情,尽在不言中。

本书的出版,得到江汉大学的支持和资助,特致谢忱。

笔者于 2013 年 5 月 1 日

图书在版编目（CIP）数据

超医学论/余元洲著. —上海：上海三联书店，2013.9
ISBN 978 - 7 - 5426 - 4325 - 4

Ⅰ.①超…　Ⅱ.①余…　Ⅲ.①医学—研究　Ⅳ.①R

中国版本图书馆 CIP 数据核字（2013）第 188067 号

超医学论

著　　者 / 余元洲

责任编辑 / 冯　　征
装帧设计 / 鲁继德
监　　制 / 李　敏
责任校对 / 张大伟

出版发行 / 上海三联书店
　　　　　（201199）中国上海市都市路 4855 号 2 座 10 楼
网　　址 / www.sjpc1932.com
邮购电话 / 021 - 24175971
印　　刷 / 上海叶大印务发展有限公司

版　　次 / 2013 年 9 月第 1 版
印　　次 / 2013 年 9 月第 1 次印刷
开　　本 / 890×1240　1/32
字　　数 / 240 千字
印　　张 / 8.25
书　　号 / ISBN 978 - 7 - 5426 - 4325 - 4/R·87
定　　价 / 25.00 元

敬启读者：本书若有印装质量问题，请与印刷厂联系，电话：021 - 66019858